Héctor Mario Lavalle

# RESPUESTAS JURÍDICAS A PREGUNTAS MÉDICAS HABITUALES

Héctor Mario Lavalle

# RESPUESTAS JURÍDICAS A PREGUNTAS MÉDICAS HABITUALES

## Prevención de juicios por mala praxis

Editorial Académica Española

**Imprint**
Any brand names and product names mentioned in this book are subject to trademark, brand or patent protection and are trademarks or registered trademarks of their respective holders. The use of brand names, product names, common names, trade names, product descriptions etc. even without a particular marking in this work is in no way to be construed to mean that such names may be regarded as unrestricted in respect of trademark and brand protection legislation and could thus be used by anyone.

Cover image: www.ingimage.com

Publisher:
Editorial Académica Española
is a trademark of
Dodo Books Indian Ocean Ltd. and OmniScriptum S.R.L publishing group

120 High Road, East Finchley, London, N2 9ED, United Kingdom
Str. Armeneasca 28/1, office 1, Chisinau MD-2012, Republic of Moldova, Europe
Printed at: see last page
**ISBN: 978-613-9-46694-8**

# - RESPUESTAS JURÍDICAS A PREGUNTAS MÉDICAS HABITUALES.-

Prevención de juicios por mala praxis.

## PRESENTACIÓN

Este escrito estuvo inspirado en inquietudes de los propios médicos y abogados, la otra parte investigada por nosotros, ya que estamos convencidos que el conocimiento es la mejor arma para la prevención de juicios contra el cuerpo médico y los equipos de salud.

El espíritu es evidentemente jurídico, ya que los médicos deben tener siempre presente que el que los va a juzgar no va a ser otro colega sino un abogado puesto en ese momento en juez, al tiempo de pensar que no siempre el razonamiento médico es concordante con el jurídico.

Muchas respuestas fueron directamente los lineamientos de la ley 17132, del nuevo Código Civil y demás legislación junto con el Código de Ética de la Asociación Médica Argentina en su tercera edición, el Código de la Federación Médica Argentina y aportes propios.

Lo importante es que al conocer las normas jurídicas anticipadamente sabrá el profesional cuando su comportamiento es lícito o ilícito, o puede ser cuestionado.

La idea es que el conocimiento disminuye la tensión diaria del profesional y lo llevará al camino de mayor tranquilidad en la actividad diaria.

En síntesis, no queremos demostrar nada sino simplemente mostrar y promocionar la reflexión.

PRESENTACIÓN

CONTENIDO


INTRODUCCIÓN ................................................................................ 4

RESPONSABILIDAD MÉDICA   Y EL NUEVO CÓDIGO CIVIL ................... 6

PUBLICIDAD Y OFRECIMIENTO DE SERVICIOS ........................................ 19

DOCUMENTACIÓN MÉDICA  ................................................................... 21

INFORMACIÓN AL PACIENTE ................................................................ 27

MITOS VINCULADOS CON LOS JUICIOS DE ...................................... 30

OBJECIÓN DE CONCIENCIA ................................................................... 42

INTERNACIÓN PSIQUIATRICA INVOLUNTARIA ........................................ 47

RESPONSABILIDAD DE ODONTÓLOGOS Y ENFERMEROS ......................... 50

MEDICINA DEFENSIVA ........................................................................ 53

ERROR MÉDICO ................................................................................... 60

REPRODUCCIÓN ASISTIDA .................................................................... 63

DERECHOS DEL PACIENTE .................................................................... 55

A TÍTULO DE CONCLUSIÓN ................................................................... 68

BIBLIOGRAFÍA .................................................................................... 79

## INTRODUCCIÓN

Indudablemente los fenómenos acaecidos en EE.UU. y Europa, tienen una rápida repetición en los países periféricos, de manera que los juicios sobre responsabilidad médica, no tienen su origen en Sudamérica.

El descontrolado aumento de los mismos, ha producido un doble efecto.

En primer término un mecanismo primario de defensa por parte del cuerpo médico que fue entre otras cosas a refugiarse en lo que se conoce como medicina defensiva gastando una cantidad de dinero incalculable tanto en la esfera privada como estatal sin conseguir por lo menos una medicina de mayor calidad.

En segundo término un terrible ataque al mayor capital que puede tener un profesional, que es su reputación, su prestigio y porque no su honor.

Múltiples son los factores que generaron este aumento fuera de control de los reclamos judiciales por parte de los pacientes, entre los que podemos citar a una población que tuvo cambios copernicanos ni soñados desde mediados del siglo xx y como primera consecuencia no se sintió más un paciente, sino un consumidor y reclama desde esa postura como tal.

Acompañado por la extinción del médico de cabecera que atendió por años a toda la familia y que fue reemplazado por una medicina institucional e impersonal.

En Argentina el segundo deporte nacional pareciera ser la caza del médico consiguiendo algunos cazadores piezas importantes.

Esta situación lleva al profesional a un estado de temor que hace que su labor y su bienestar se sientan amenazado por intranquilidad en lugar de alegría por tan noble profesión.

Esto no significa negar la mala praxis médica que indudablemente existe en muchos casos.

Hasta ahora pareciera que la mejor forma de lucha contra este verdadero flagelo es la prevención por medio del conocimiento, cosa que intentaremos hacer al responder a interrogantes que escuchamos de los propios colegas.

A lo dicho ut supra creemos que también hay que agregar a la génesis de los mismos un sistema de comunicación deficiente por parte del cuerpo médico, no solamente al paciente sino también a sus familiares.

Informar no es comunicar.

HÉCTOR MARIO LAVALLE

MÉDICO-ABOGADO

# RESPONSABILIDAD MÉDICA Y EL NUEVO CÓDIGO CIVIL Y COMERCIAL

1-¿Qué cambió sustancialmente el nuevo Código Civil y Comercial en lo que a los médicos se refiere en su labor diaria?

## <u>Enfatiza la función preventiva.</u>

Evitar daños injustificados y no agravarlos si estos ya tuvieran lugar Art 1708

En lo resarcitorio: unificó la órbita contractual y extra-contractual.

Se consagra la reparación integral del daño que incluye no solamente el capital resarcitorio, sino también lucro cesante y gastos médicos, los intereses correspondientes y las costas del proceso que el acreedor se haya visto obligado a pagar para la iniciación del juicio.

Nos parece necesario señalar que el médico trata enfermos y es justicia que se diferencie, lo causado por el presunto daño médico y el producido por la propia enfermedad que lo llevó a la consulta,

También se ocupa del daño extra-patrimonial, anteriormente el daño moral, que le otorga un sentido muy amplio.

## <u>Atribuye a niños y jóvenes mayor poder de decisión</u>

Los mencionados entre 13 y 16 años tienen aptitud para decidir sobre tratamientos médicos no invasivos y no para los especialmente riesgosos.

Asistirán los progenitores cuando el tratamiento presenta estas condiciones. Art.26.

A partir de los 16 años se considera adulto para las decisiones del cuidado de su cuerpo.

Cabe distinguir a título personal que no es sencillo determinar lo agresivo de lo no agresivo y contemplar que puede existir entre 13 y 16 años enormes diferencias no solamente físicas sino de maduración, psíquicas etc., lo que obliga a una mayor atención por parte del profesional.

## <u>Para los mayores de edad</u>

Están vigentes los principios de autonomía y presunción de competencia decisoria.

Pone énfasis en los derechos personalísimos y la autonomía de la voluntad es decir a la dignidad  que involucra los derechos a la integridad y a la vida. Estos derechos anticipados corresponden al Art 60.

Se trata de decisiones que suponen o rechazan tratamientos que conllevan riesgos.

2-¿Que dice concretamente el art.60?

Corresponde a las directivas médicas anticipadas

*La persona plenamente capaz puede anticipar directivas y conferir mandato respecto de su salud en previsión de su propia incapacidad.*

*Puede también designar a la persona o personas que han de expresar el consentimiento para los actos médicos y para ejercer su curatela.*

*Las directivas que impliquen desarrollar prácticas eutanásicas se tienen por no escritas*

3-¿Cómo se efectivizan estas directivas?

Debe formalizarse por escrito frente a escribano público o juzgado de Primera Instancia con dos testigos.

4-¿Para revocar ese mandato debe de recorrer el mismo periplo?

Se puede revocar verbalmente, con la presencia de dos testigos y sus firmas en la historia clínica junto a la del médico tratante.

## ¿Disminuye el tiempo de prescripción al unificar la responsabilidad contractual con la extracontractual?

Con el Código anterior el paciente tenía el tiempo de diez años para iniciar el juicio en la relación contractual, que se aplica casi en la totalidad de los juicios por responsabilidad médica. En la extracontractual 2 años.

En el Código actual el tiempo se reduce para el paciente a tres (3) años, ya sea en la relación contractual como en la extracontractual.

De manera que si pasan más de tres años no tiene lugar el reclamo del paciente. Reiteramos en el Código anterior se elevaba a 10 años.

## El consentimiento informado

5-¿El consentimiento informado es siempre una obligación?

Es una obligación salvo disposición en contario, y constituye una excepción en los casos de urgencia donde corre peligro la vida o pueden producirse graves incapacidades o no se encuentran las personas habilitadas a tal efecto.

6-¿El consentimiento informado es  obligatorio en los casos que no son quirúrgicos?

Nadie puede ser sometido a exámenes o tratamientos clínicos o quirúrgicos sin su consentimiento libre e informado excepto disposición legal en contrario. Art 59 Código Civil.

Sin perjuicio de las disposiciones especiales, el consentimiento libre e informado del damnificado en la medida que no constituya una cláusula abusiva libera de responsabilidad de los daños derivados. Así dice el art 1720.

Lo que no consta en el consentimiento, es una prueba en contra.

7-¿Si el paciente no está en condiciones de otorgarlo, quién lo puede hacer en su lugar?

El  representante legal, el cónyuge, el conviviente, el pariente, el que acompaña o allegado.

## Trasplante de órganos

8-¿Se permite la compra de órganos en la Argentina?

El cuerpo humano no tiene valor comercial para nuestro Código sino afectivo, terapéutico, científico, humanitario o social y solo puede ser disponible siempre que se respeten algunos de esos valores y según lo disponga leyes especiales (art 17).Es decir son bienes extra patrimoniales.

9-¿Y si se firman contratos en los que se especifique un valor comercial?

Se produce la nulidad de los contratos que tengan esa finalidad.

## Personas con discapacidad.

La ley presume su capacidad, siendo la idea asegurar y garantizar el mayor grado de autonomía posible, pero que admite la aplicación de limitaciones de carácter excepcional que beneficien al discapacitado-

10-¿Las personas con limitaciones pueden tomar decisiones sobre su salud?

El Código las presume competentes para recibir información y tomar decisiones sobre su salud, confirmando los principios de autonomía progresiva y presunción de competencia.

11-¿Cuándo es inimputable un profesional de la salud por un obrar antijurídico?

Cuando aparece un estado de necesidad o cuando existe consentimiento sin causas de justificación. El ejemplo es el triage en los casos de catástrofes.

12-¿Cuál es el significado de antijuridicidad?

*Cualquier acción u omisión que causa un daño a otro es antijurídica.-art 1717*

En el ámbito contractual persiste un tipo de antijuricidad típica donde el daño es consecuencia de la infracción a una obligación específica, que derive de un contrato o no.

## La reparación de daños.

13-¿Cuál es el alcance?

Se deben reparar los daños inmediatos y mediatos previsibles (art 1726)

Es decir aquellos que acostumbran a suceder según el curso natural y ordinario de las cosas.

## Liberación de responsabilidad

14-¿Hay factores que hacen desaparecer la responsabilidad del médico?

Los factores más comunes que interrumpen la responsabilidad médica son:

- a- Incumplimiento por parte del paciente de las indicaciones médicas como así también la interrupción del tratamiento. Art 1729.
- b- El hecho de un tercero por el que no se debe responder que reúna las condiciones de caso fortuito. Art 1731

Por ej. Cuando se le atribuye a un sanatorio un hecho del que es responsable otra institución.

c-Las limitaciones de la ciencia, constituye un supuesto de causa mayor.

## LA CULPA MÉDICA

15- ¿-Existe una culpa especial para los médicos?

No existe una culpa médica, sino que se rige por la culpa común.

Cabe consignar que para la mayoría de los jueces la culpa es de tipo subjetivo, de manera que se debe de probar la culpa del demandado para asignar la atribución posterior.

16-Algunas pautas para valorar la culpa médica

1-El fracaso del tratamiento médico no significa necesariamente un obrar culposo por parte del profesional

2-El médico no puede comprometerse a curar la enfermedad, sino a poner al servicio del paciente toda su ciencia y diligencia en la atención del mismo.

3-La culpa del médico comienza cuando terminan las discusiones científicas, ya que si existen varias técnicas y tratamiento para un caso y el médico opta por alguna de ellas no se le puede reclamar que tal vez de la otra forma hubiese evitado una muerte.

4-La conducta del profesional debe ser evaluada sobre las bases de las circunstancias existentes en el momento de la práctica cuestionada.

No es lo mismo operar una peritonitis en un sanatorio u hospital céntrico, que hacerlo en un medio rural alejado y con elementos precarios.

5- Un tratamiento correcto puede producir avances o retrocesos en la enfermedad. Por esa razón los cambios en el paciente, no significan necesariamente o suponen un obrar negligente del médico.

17-Independientemente del Código y de la opinión de los peritos ¿Cuál es la visión que tienen los jueces y cuales son para ellos los parámetros de medida de una mala praxis médica?

Lo que llaman **estándar de cuidado** es la llave que permite entrar al juez en el tema.

Cuando la conducta médica no es aceptable para un profesional standard y que su accionar se encuentre claramente por debajo del standard de cuidado, son parámetros que el juez tiene como referencia valedera para juzgar.

El standard de cuidado no se compara con una atención óptima sino la que corresponde al nivel de un médico común razonablemente prudente.

Médicos expertos darán una idea al juez del nivel de estándar de cuidado para el caso en cuestión.

Esta es la base desde donde tomará cuestiones médico jurídicas para seguir avanzando.

18-¿Que se requiere para que el juez juzgue culpable a un médico?

**En primer término, el juez tomará conceptos jurídicos** con una lupa enfocada en lo médico.

Para los jueces en nuestro país para que exista responsabilidad debe de existir culpa, es **decir no hay responsabilidad sin culpa.**

Veremos entonces cuales son los elementos que el juez utiliza para estudiar si hubo o no culpa.

Primer elemento:

**Debe de existir realmente un daño.** Sin el cual no hay razón al reclamo.

Es cuando se lesiona un derecho o un interés no reprobado por el ordenamiento jurídico que tenga por objeto la persona, el patrimonio o un derecho de incidencia colectiva (art 1737 CC y CN)

En el nuevo Código Civil se consagra también la **reparación integral del daño** como principio general (art 1740  CC. Y CN) que incluye además del capital resarcitorio otros conceptos tales como el lucro cesante, gastos médicos, los intereses correspondientes calculados desde que se produce cada perjuicio (art 1748 CC. Y CN)

Segundo elemento

El juez verá si se cometió  una infracción o violación de un **deber jurídico pre-existente**, por ejemplo lo expresamente prohibido por las leyes ordinarias, ordenanzas, reglamentos etc.

No solamente por violación de lo impuesto por la ley, no se limita exclusivamente a este concepto sino que se prolonga en el  **hecho de no dañar a los demás.**

En derecho se conoce este segundo paso como Antijuridicidad.

Tercer elemento

Establecer la autoría.

Es decir si el hecho dañoso por el que se reclama, **puede ser atribuido** por acción u omisión al médico o médicos demandados.

Para que exista culpa y se pueda considerar al profesional como el **autor** del daño, es indispensable, que debe existir relación entre la acción u omisión médica y el perjuicio ocasionado, de manera que el daño se lo pueda jurídicamente imputárselo al demandado

En derecho se conoce como **Relación causal**

Cuarto elemento

Factores de atribución

Llamado anteriormente imputabilidad, que no es más que la concurrencia de algún factor tanto subjetivo como objetivo que la ley repute apto o idóneo para que exista responsabilidad a uno o más sujetos.

Como la responsabilidad es un hecho personal el factor de atribución es subjetivo de manera que **con su obrar resulte ser autor del daño y pueda ser tenido como culpable**

<u>**Sin el cumplimiento de estos factores no habrá culpa.**</u>

19-¿Se puede definir la antijuricidad?

Es cualquier acción u omisión que produzca un daño a otro, si no hay justificación. Conforme a art 1717 del nuevo C.Civ.

Cuando transgrede lo pactado, pero también si infringe lo dispuesto por una norma o **ante el deber general de no dañar.**

Pero hay casos en que no hay responsabilidad médica, por ejemplo el estado de necesidad (art 1718 CC y CN) como así también el consentimiento del damnificado.

Hay causas de justificación también si se trata de evitar un mal de otro modo inevitable, y vale por el ejemplo ya puesto que es el triage que realizan los médicos frente a una catástrofe.

## <u>OBLIGACIONES DEL MÉDICO</u>

20-¿Qué tipo de obligación contrae el médico frente al paciente?

La **casi totalidad** de las obligaciones de los médicos son **de medios.**

21-¿Que es una obligación de medios?

Consiste en poner en el cumplimiento de su tarea profesional todo el **cuidado** y **diligencia** que requiere su intervención, atento a las circunstancias de las personas, tiempo y lugar. Es decir de alguna manera también cumplir con las normativas científicas para el caso.

Impone solamente diligencia con las medidas que normalmente conducen a un resultado o curación, **pero sin asegurar que se producirá.**

De todas maneras podemos decir que conceptualmente medicina es cuidar y si es posible luego curar.

Un pequeño número de actos médicos corresponde a una obligación **de resultados**, y que al no lograrlo comienza la responsabilidad por no cumplir con la obligación prometida.

Estos, son actos como una transfusión…Por ejemplo leer e informar un hematocrito. También es asegurar un resultado…-

Son los menos ya que los actos médicos en general responden a **una responsabilidad de medios**

En el incumplimiento de las obligaciones de medios acarrea siempre **responsabilidad subjetiva**. Aquí **es necesario** la demostración de la culpa.

En el incumplimiento de una obligación de resultado la responsabilidad es objetiva es decir **no es necesario** demostrar la culpa médica., se valora la conducta eficaz, la prometida…

Demostrar que no se cumplió lo esperado es suficiente, no es necesario demostrar la culpa. Esto genera una presunción de culpa por parte del deudor es decir del profesional.

No es necesario la culpa, la diligencia no es tenida en cuenta.

Solo el caso fortuito lo puede librar de responsabilidad, reiteramos que no existe responsabilidad sin culpa.

*Para que exista responsabilidad civil es menester la presencia de una culpa, de un daño y de una relación causal.* Bueres cita a André Tunc que ya lo afirmaba en 1981.

22-¿Qué dicen las sentencias en relación a la obligación en cirugía estética?

Es concretamente **una obligación de medios**, tema este avalado por abundante jurisprudencia., aunque todavía persista la idea que es una obligación de resultado en algunos jueces, ya que sostienen que si no se le asegura un resultado no se operarían los pacientes.

Es de medios ya que los resultados dependen de alternativas propias del paciente que escapan a la técnica empleada.

En medicina, ni en la operación más sencilla se puede asegurar un resultado, ya que la medicina es lo contrario a las matemáticas, pueden surgir riesgos imprevisibles.

Pero que quede claro que en el consentimiento informado debe de constar todas las alternativas posibles.

*En las operaciones plásticas no cabe entender que el facultativo se obliga a lograr el resultado buscado por él y su cliente, sino, más bien a ejecutar con diligencia lo que la ciencia, la técnica y el arte médico indican como conducente a ello, según las circunstancias de las personas, del tiempo y del lugar .Ello así, el cumplimiento de las obligaciones asumidas por el galeno, deberá valorarse con mayor rigor,... (CNCiv. Sala I, 30/31990, PDC c/ Morrone, Roque, LL, 1991-A-142)*

En esta especialidad, se practique la cirugía reparadora o estética el consentimiento informado es en muchos casos el núcleo de la cuestión.

El médico no debe prometer resultado, pero debe de informar todas las posibilidades razonables de aparente no cumplimiento, de manera que cualquier alternativa ya estaba informada y aceptada en el consentimiento.

Por otra parte la ley 17.132 que regula el ejercicio de la medicina, prohíbe en su art.20 anunciar o **prometer** la curación o la conservación de la salud.

De manera que siguiendo ese pensamiento no puede prometer o asegurar una nariz o pómulos parecidos a un ideal que tiene la paciente como objetivo en su mente, pero si debe de actuar con toda la diligencia posible y seguir las reglas de la lex artis.

Los Códigos de ética también prohíben a los profesionales del arte de curar promesas de asegurar un resultado.

Pero se debe de tener presente que todavía existen jueces que están convencidos que la cirugía estética es una obligación de resultado, lo que hace a los médicos ver a la justicia como alejada de la realidad.

También aumenta la duda de los médicos con respecto a la idoneidad de algún magistrado  cuando leen que un juez de trayectoria con años en la justicia,  se animó a escribir que en el parto normal se produce una obligación de resultado  ya que el parto normal no puede generar riesgos que no sean susceptibles de previsión y control como veremos en las conclusiones.

Algunos jueces, aunque contados con los dedos de la mano se adhirieron a este pensamiento, olvidándose que además del riesgo propio de cualquier parto se puede sumar anestesia, transfusiones de sangre, medicamentos, suturas etc.

Los médicos hacen  trabajos prácticos como estudiantes y cuando estudian diferentes especialidades también cursan medicina legal, no sería ocioso si algunas de tantas organizaciones médicas existentes en nuestro país y del mundo, invitasen a algunos jueces a pasar un día en una maternidad y asistir con su presencia en la sala de partos para encontrarse con la realidad y los riesgos.

Seguramente algunos agradecerían la invitación, no para que aprendan obstetricia sino para que tengan una idea general de lo que tienen en sus manos y cuál es el significado de normal en medicina. Generalmente solo se habla de lo que se conoce.

Las razones son abrumadoras para considerar que los obstetras desarrollan **una obligación de medios y no de resultado.**

23-¿Qué tiempo tienen los pacientes para iniciar una demanda?

El nuevo Código Civil unificó el tiempo cuando se trata de relaciones contractuales y extracontractuales.

Salvo alternativas de orden jurídica, reiteramos por su importancia, el tiempo que disponen los pacientes para demandar **es de tres años.**

Diez años como indicaba el Código anterior en la relaciones de orden contractual que son casi todas, era impiadoso, ya que mantenía al profesional diez años o más en una angustia muy prolongada.

Es decir unificó la relación contractual con la extracontractual en tres años. En el Código anterior la extracontractual era de dos años.

### <u>Tipo de relación médico-paciente</u>

Contractual:

Corresponde a un libre acuerdo de voluntades entre el médico y el paciente, que cuando existe, se genera un tipo de contrato especial que no necesita ningún formalismo y comienza por el hecho de la atención médica.

Extracontractual:

Deriva de los hechos ilícitos, ya sea por culpa o dolo.

Ej. Si un médico interviene en el hecho de un accidente de tráfico y atiende a los heridos la relación también es extracontractual.

24-¿Qué se debe de tener en cuenta para que una historia clínica se construya correctamente y sea valorada por el juez?

1-Si se hace manualmente es indispensable para que tenga validez que sea legible y no se modifique posteriormente, ingreso personal …encriptado.

**2- Reiteramos la mayoría de las prácticas médicas corresponden a una relación de orden contractual.**

<u>**La sociedad y el médico**</u>

25- El hecho que los juicios por mala praxis aumenten en forma exponencial ¿se puede interpretar como una significativa disminución del nivel de responsabilidad profesional?

Si bien existen causas principales y accesorias que generan el recurso judicial por parte de los pacientes, podemos decir que a grandes rasgos los juicios se generan  por cuestiones multicausales.

La falta de responsabilidad como idea general es un fenómeno al que no se lo puede hacer responsable de este desmedido aumento de litigios.

Pero debemos analizar este problema dentro del contexto de nuestra sociedad.

Podemos ver casi a diario hechos realmente incompatibles que emanan casi siempre de los mismos sectores y que están a la vista de los que los quieren ver y que afectan directamente a conductas responsables.

Los actores como siempre son los conocidos habituales.

Cualquier ciudadano argentino si es interrogado y tiene sus facultades mentales indemnes, sobre cuáles son los sectores más irresponsables en Argentina seguramente le dirá cuáles son con escaso margen de error.

Habría que ser muy básico para generalizar cosa que no es la  intención ya que nos consta que hay sectores ejemplares y honorables y hasta con **mártires** junto a otros execrables.

Los médicos no nacen por generación espontánea, son de alguna manera hijos de esta sociedad y como tal crecen, se desarrollan y por suerte, solo algunos pocos toman algo de sus defectos y se olvidan de sus maestros, tema que vale también para los abogados.

¿Será un problema de orden general? No sabemos cuáles son las repercusiones sobre la sociedad, pero no abundan conductas ejemplares. En nuestra sociedad también **hay héroes** y víctimas entre médicos y abogados que son hijos de esta heroicidad y no son pocos. La pandemia y **otros hechos** de valor y **muerte** en la justicia lo demostraron.

De todas maneras existen problemas en nuestra sociedad difíciles de solucionar tales como la destrucción del principio de autoridad, que no se ve solamente en el área delincuencial sino también en la escuela, la familia, el taller, en la calle, etc. y el acostumbramiento o casi cronicidad de una parte de la población a vivir de dádivas sin trabajar, no dando valor al esfuerzo.

Al respecto el maestro médico Agrest escribía: / el médico debe comprender que sus pacientes emergen en gran número de este tipo de sociedad tan especial, mediática y en oportunidades inentendible, de manera que hay un paso muy corto entre este tipo especial de sociedad de donde emergen los pacientes y un reclamo judicial.….

26-Porcentaje de médicos demandados en EE-UU

En EE.UU el 40% de los médicos generales tienen chance de ser enjuiciados una vez en su carrera.

Algunos especialistas tienen promedios mayores.   (American Medical Association). A.Dodge en Good Doctors  Get Sued nos dice que el 25% de los médicos que practican medicina son enjuiciados cada año y que entre el 50-65 % de todos los médicos pueden sufrir un juicio durante su carrea.

27-¿Qué tiempo que debe de estar pendiente un médico hasta que finalice el juicio en Argentina?

Aproximadamente tres  a cinco años puede ser un promedio sin contar el tiempo de la Corte en caso que se recurra a la misma.

**<u>Relación médico paciente</u>**

28-¿Cuál es la importancia de la relación médico-paciente?

Nadie pone en duda que una buena relación es el mejor amortiguador y preventor de juicios.

Pero los acontecimientos actuales ponen en duda este tipo de vínculo, ya que va pasando insensiblemente de paciente a consumidor. Mientras todo se desarrolle dentro de lo que el paciente considera normal, todo está bien, pero no bien sucede cualquier alternativa no agradable esa relación preexistente se desvanece en pocos minutos.

Es decir cualquiera sea la causa de una complicación la relación médico paciente pasa a ser una quimera, por otra parte los pacientes recurren a las instituciones más que al médico y en oportunidades no siempre conocen su nombre.

Dada estas circunstancias el médico debiera pensar en cambiar el nombre de paciente por el de **consumidor.** Los abogados lo llaman cliente. Es el paciente como un consumidor de un producto cualquiera y cuando considera que se produce una falla en algo reclama.

Las excepciones existen y son muchas.

29- ¿Qué son las cargas dinámicas?

Repetimos, en derecho gana el que puede probar.

En los juicios de responsabilidad médica es el **paciente** que demanda el que debe soportar sobre sus hombros la demostración de la mala praxis médica, una misión por motivos obvios difícil.

Cuando la prueba es dificultosa el juez ahora puede recurrir a la inversión de la carga probatoria, es decir solicitar los elementos probatorios al que está en mejores condiciones de aportarlos y que en estos casos son los médicos, al tiempo de permitirles hacer su propio descargo.

Es una manera de colaboración para encontrar la verdad de lo sucedido, cosa que autoriza el nuevo Código.

30- Responsabilidad de la clínica privada

Sintetizando las teorías al respecto, es correcto pensar  que cuando la clínica no es eficiente en su cometido, ya sea por fallas en el personal o las cosas de que se vale es responsable.

# PUBLICIDAD Y OFRECIMIENTO DE SERVICIOS

31- Conductas publicitarias.

 Art. 79 de Código de Ética Médica de la República Argentina aprobado por COMRA establece que el tamaño y los caracteres de los anuncios deben ser discretos.

El art.80 del Código de Ética detalla cuales son las conductas publicitarias reñidas con la ética y el art 2° de la ley 17.132 que determina conductas publicitarias vedadas a los profesionales de la salud.

El Código de Ética. Art. 80

Están expresamente reñidos con la ética:

- a- Anuncios con tamaño desmedido con caracteres llamativos o acompañados de fotografías.
- b- Los que ofrezcan la pronta, a plazo fijo e infalible, curación de determinadas enfermedades
- c- Los que prometen servicios gratuitos o los que explicitan o implícitamente mencionan tarifas de honorarios.
- d- Los profesionales que pertenezcan al cuerpo docente de la universidad, son los únicos que pueden anunciarse con el título de profesor, siempre que se especifique la catedra o materia de designación como tal.
- e- Los transmitidos por radiotelefonía o altoparlantes, los efectuados en pantallas cinematográficas, los repartidos en forma de volantes o tarjetas que no son distribuidas por  el correo y con destinatario preciso.
- f- Carteles o letreros luminosos
- g- Dar a publicidad cartas de agradecimiento de los pacientes.

 Los anuncios como norma general deben de tener cordura, moderación y prudencia es decir lo más recatados posible.

El art 20 de la ley 17132 Prohíbe

1. Anunciar o prometer curación fijando plazos.

*El médico no puede asegurar el éxito de un tratamiento, sino únicamente las técnicas adecuadas para ello. (CNCiv, Sala E, 19/12/77.*

Podrán exigirle los esfuerzos razonables para curar, pero no prometerlo de antemano (Resp.ED.1981-587)

32- Prometer el alivio o la curación por medio de procedimientos secretos o misteriosos, ya que los tratamientos deben ser los avalados por la comunidad científica

3 Publicar falsos éxitos terapéuticos, estadísticas ficticias  datos inexactos o cualquier otro  engaño.

4...

33-¿Cuáles son las normas mínimas para habilitar un consultorio?

--Sala de espera con accesos directos desde el exterior o común si se trata de propiedad horizontal, con puertas y paredes no transparentes, que podrán ser común para más de un local consultorio y/o gabinete y ambos a la vez si la actividad es ejercida por colaboradores que tengan el ejercicio privado autorizado.

--La superficie de la sala de espera deberá ser no menor de nueve metros cuadrados.

--Deberá contar con directa comunicación con la sala de espera o con los lugares de tránsito donde está, con puertas y paredes no transparentes y separadas de la sala de espera por pared o tabique completo, no pudiendo mediar espacio entre el techo y ésta.

--La superficie del consultorio y/o gabinete deberá ser no menor de siete con cincuenta metros cuadrados, contando con sistemas de ventilación y renovación de aire adecuados.

# DOCUMENTACIÓN MÉDICA

34-¿Cuáles son las condiciones que debe de tener un certificado médico?

En primer término, **la veracidad**.

Es un elemento esencial y pone al firmante en una situación delicada al no cumplir esta condición.

Son incontables los abusos de manera que no está lejos el momento en que los destinatarios de los mismos decidan poner fin a esta práctica de certificados cuando son dudosos...

Se puede vulnerar la veracidad con un certificado de favor o con uno pago, ya que puede haber profesionales que cobran para realizarlo.

En segundo término ser lo más realista posible y evitar la **exageración o magnificación** si existe alguna dolencia.

En tercer término **debe ser legible.**

Se puede observar que los escritos médicos en general son ilegibles, lo que marca una desconsideración y desprecio por el que debe leerlos sea colega o no.

Tal vez alguien puede pensar que es sinónimo de prestigio académico el escribir en forma ilegible.

35-¿Existe alguna ley que diga cuáles son las condiciones que debe de tener un certificado médico?

El dec.6216/67, reglamentario de la ley 17.732 prescribe que todos los certificados deberán ser extendidos en:

a-Formularios pre impresos que contengan

- Nombre y apellido-fecha-firma-sello
- Número de matricula
- Domicilio

36-¿Qué consecuencia puede traerle a un médico expedir un certificado falso?

En principio constituye un delito contra la fe pública, y está contemplado en el artículo 295 del Código Penal Argentino.

*Sufrirá prisión de un mes a un año, el médico que diera por escrito un certificado falso, concerniente a la existencia o inexistencia, presente o pasada, de alguna enfermedad o lesión cuando de ello resulte perjuicio.*

*La pena será de uno a cuatro años, si el falso certificado tiene por consecuencia que una persona sana fuera detenida en un manicomio, lazareto u hospital.*

Aunque la internación no se realice el delito se consuma con la extensión del certificado

37-¿Tiene responsabilidad el receptor de un certificado falso?

El perjuicio que puede ser de cualquier índole puede recaer sobre la persona a quien se le ha extendido el certificado falso o sobre un tercero.

El artículo 296 del CP reprime con la misma pena que al autor de la falsedad al que hiciere uso de un documento o certificado falso o adulterado.

Si el que emite un certificado falso es un funcionario público, se le aplicará la pena accesoria de inhabilitación absoluta por doble tiempo de la condena.

38-¿Que se requiere para que la historia clínica sirva como prueba?

En primer término, que sea confiable para el juez, es decir que no pueda ser modificada o sufrir diferentes tipos de alteración.

Para ello debe ser manuscrita  o con la historia clínica informatizada que asegure la inalterabilidad, seguridad, autenticidad y cronología de los hechos.

Debe tener un código de acceso por medio de tarjeta magnetizada, criptografía, métodos basados en biometría, firma digital con la fecha y hora…

La criptografía es un proceso matemático que convierte información en un texto cifrado y que requiere un password para operar.

Cabe señalar que no todas las instituciones están en condiciones de ofrecer esta tecnología informática para el acceso a la historia clínica.

En una computadora común puede ingresar cualquier persona y cambiar o alterar el texto, de manera que no sirve como prueba.

La ley 26529  en su art. 13 da pautas claras sobre la historia clínica informatizada: *el contenido de la historia clínica puede confeccionarse en soporte magnético, siempre que se arbitren todos los medios que aseguren la preservación, la integridad, autenticidad, inalterabilidad, perdurabilidad y recuperabilidad de los datos contenidos de la misma en tiempo y forma.*

*A tal fin debe adoptarse el uso de accesos restringidos con claves de identificación, control de modificaciones de campos o cualquier otra técnica idónea para asegurar su integridad.*

La reglamentación establece que la documentación respaldatoria deberá conservarse, y designa a los responsables que tendrán a su cargo la guarda de la sean **foliadas** todas las hojas

3-Que cada hoja tenga **el nombre** del paciente

4-Que no se deje espacios en **blanco**

5-Que **no se tache** o enmiende. Se pone error y se firma,

6-Que se ponga **fecha y hora** de cada atención médica-

7-Que figuren con los mismos detalles las **interconsultas-**

8-Que se construya **contemporáneamente** con los hechos

9-Que firme el cirujano **o médico actuante** y no su ayudante.

10-Que se informe en qué fecha y hora es reemplazado el médico titular .Por ej. Vacaciones, viajes etc.

11-Debe constar las **consultas telefónicas, por internet** u otros medios.

12-Debe constar los **incumplimientos** del paciente.

13- Detalle del estado del paciente **al ingreso** del sanatorio u hospital como también de la consulta en consultorio.

14-Debe ser complementada con las hojas de enfermería.

15-Si no se conoce el diagnóstico, demostrar que se va en su búsqueda en forma concreta.

16-Debe constar la información a familiares con fecha.

17-No debe de tener **siglas o abreviaturas.**

**Las siglas o abreviaturas junto con lo ilegible son dos condiciones que irritan sobremanera a los que deben leer la historia clínica, entre los que se encuentra el juez y algunos médicos también.**

19-No debe usarse frases tales como s/p, compatible con, signos vitales bien, parecería, podría ser… buen estado general…sin explicar el significado de cada una de esos conceptos detalladamente.

20-Debe tener incorporado los estudios realizados.

21-Debe de constar todos los detalles del traslado.

Una historia clínica incompleta o con defectos de construcción por sí mismo, no significa que haya existido mala praxis, pero si puede ser tomado por el juez como una presunción en contra.

Muchas veces la historia clínica fue utilizada por el juez para tomar decisiones en contra o a favor del profesional,

## **Riesgo innecesario**

39-¿Tiene algún riesgo transcribir recetas generadas en algún momento por otro colega o por indicación del solicitante?

El riesgo es enorme y daremos los fundamentos.

1- Ud. ha firmado una receta sin revisar al paciente.
2- No conoce su historia clínica
3- El colega se pudo haber equivocado, y Ud. repite el error.
4- La medicación indicada era correcta hace 1 año ¿Lo es en el momento de transcribir el medicamento?
5- En el momento de la transcripción puede tomar medicación que altere el resultado esperado y que en la primera prescripción no tomaba.
6- El farmacéutico se puede equivocar  y despacha otro medicamento.
7- La medicación que Ud. repite puede estar en malas condiciones de conservación
8- Se puede confundir la vía de ingreso al organismo.
9- No sabe si corresponde en ese momento de la enfermedad.

10-Ud no conoce la enfermedad real en el momento de repetir la receta.

11. El que solicita se puede equivocar.

12-Difícilmente muestre la receta original, ya que trae el envase vacío o el nombre escrito en un papel o también se lo dicta ya que lo conoce de memoria.

13-Desconoce el tiempo en que se generó la primera prescripción.

14. La medicación puede agravar patologías preexistentes que anteriormente no tenía.

15-Letra indescifrable que hace cometer equivocación al farmacéutico y despacha otro medicamento más o menos de nombre parecido.

16- La automedicación es una costumbre bastante difundida en nuestro medio

El número de fallecimientos por errores en la medicación que se puede encontrar en cualquier manual junto a las internaciones en la práctica habitual nos muestra el riesgo también de las prescripciones y errores habituales y a ciegas.

No conocemos si eso es posible en otras latitudes, pero en Argentina es una práctica todavía existente.

Los jueces tienen presente que la medicación es la parte final de un proceso de revisación, exámenes y diagnóstico del paciente para finalizarlo si es necesario con una prescripción.

Nada de esto Ud. hace cuando transcribe una receta.

## **Directivas anticipadas**

40- ¿Qué directivas anticipadas contempladas en el nuevo  Código Civil y Comercial?

Es una declaración de voluntad que hace un individuo para que se respete su voluntad cuando se encuentre privado de su capacidad por cualquier causa.

41-Si la realiza por escrito y en un momento dado revoca su decisión oralmente, que decisión debe respetar el médico.

La decisión verbal de revocación  es válida y el médico debe respetarla

La ley 26529 contempla la posibilidad de revocar las directivas anticipadas en cualquier momento.

42-Mecanismo para hacer efectiva la revocación  expresada oralmente

Dos testigos y la firma del profesional.

En lo referente a la documentación en general podemos decir que no se trata de acumular documentación, sino que la misma debe ser de calidad.

La cantidad, si no es de calidad ayuda muy poco.

El hecho de acumular documentación, en si mimo, no es un hecho que libera al profesional de responsabilidad.

De nada sirve por ej. Una historia clínica de 20 hojas, si está mal construida o lo esencial no está bien reflejado.

Por lo tanto, podemos asegurar que más no significa mejor.

Lo ideal es más, pero con alta calidad. ¿De qué sirve una historia clínica de 30 hojas sino está bien y minuciosamente desarrollada? por ej. ¿Cuál es el estado del paciente que ingresa al sanatorio u hospital?

O si la información está mal organizada y al juez le cuesta seguir la secuencia.

En síntesis como dice Saxony Leaman la triada de la documentación es:

Completa

Clara

Concisa

# INFORMACIÓN AL PACIENTE

43-Información al paciente y sus familiares de la patología existente y su evolución.

Es una verdad universalmente aceptada que el paciente debe conocer la realidad de su enfermedad, como así también su futuro y tratamiento.

Los familiares directos también deben conocerlo con la anuencia del paciente, pero no pueden decidir por él, en caso de tener sus facultades mentales intactas.

44-¿Qué se debe de tener en cuenta en la información al paciente cuando tiene una enfermedad terminal?

En principio decir la verdad, pero teniendo en cuenta algunos aspectos a considerar, tales como edad, niveles culturales, religiosos y el conocimiento del paciente para prever reacciones negativas ante una información que implique un final complicado e inexorable.

Dejando de lado el misterio, el tabú y la disimulación, pero con un componente de piedad.

¿A quién le gustaría escuchar que su médico le diga que tiene tres meses aproximado de vida? O que deberá ser intubado y puesto en un respirador sin conocer la duración de esa situación-

Tanto acosaron a los médicos con juicios que muchos con razón optan por copiar el modelo americano, es decir la verdad cruda y dura para no tener problemas, pusieron al médico en estos casos frente a la ley y algunos la cumplen a rajatabla.

La pregunta es ¿quién se beneficia con una conducta impiadosa?

45- ¿Cuál es la conducta médica cuando el paciente le pide que no quiere conocer nada, que haga lo que tiene que hacer y no le informe?

En estos casos hay que asegurarse que esa conducta sea real y que no represente una cuestión transitoria.

De ser real hay que obedecer el sentimiento del paciente e informar del caso a los familiares directos

Es aconsejable poner en la historia clínica esta circunstancia con detalles.

Pero tener permanentemente presente que hay pacientes que desean conocer la verdad por más dura que sea, y el médico en estos casos debe de considerar que no solamente es cuestión de decir la verdad sino también **como se dice la misma**.

Y si no se le informa en forma minuciosa hay que comunicar lo más cercano a la verdad.

Los médicos deben tener presente que cada vez más los pacientes solicitan la verdad por más cruel que sea. Pero cuando se niegan al conocimiento pueden poner en riesgo a la comunidad, terceros etc. Ej. SIDA entonces el médico y el paciente se ven obligados a recibir y emitir la información que correspondiere.

46-¿El deber de información tiene límites?

Se debe de informar sobre las consecuencias seguras, tal como la pérdida de un órgano y los riesgos que con cierto grado de probabilidad se pueden producir, según los conocimientos científicos dependiendo de la clase de operación.

47-¿Qué se debe excluir de la información?

Se puede no informar sobre los riesgos excepcionales, es decir los que a criterio del conocimiento de la ciencia no son previsibles.

Se debe de informar si existe un pedido expreso del paciente.

48–El consentimiento informado

Es una autorización que da el paciente para que se le realice una práctica médica determinada, es decir una manifestación de su voluntad.

Debe de existir siempre y por escrito.

Indispensable que sea parte de la historia clínica y dado con la anticipación necesaria para mejor manejo del paciente y una correcta interpretación.

Debe constar: Diagnóstico, posibilidades de mejoría o curación. Ventajas y desventajas de la práctica a realizar.

Posibilidades de complicaciones y tratamientos alternativos posibles.

Su inexistencia por sí mismo no significa una mala praxis, pero es un antecedente que seguramente jugará en contra en una demanda ya que es muy valorado por el juez.

49-¿El cirujano puede realizar por ej. la extirpación de un órgano no

figurando esa posibilidad en el consentimiento informado?

Independientemente de lo que corresponda informar para una intervención determinada es conveniente comunicar también sobre complicaciones posibles según información científica.

Pero si dado un hallazgo inesperado durante la intervención y el mismo pone en riesgo la vida de la paciente como así también si compromete gravemente su futuro inmediato, puede extirpar el órgano afectado detallando minuciosamente lo encontrado y la razón de la extirpación en el protocolo quirúrgico que debe de constar en la historia clínica.

50-¿Habrá algo más contundente para justificar al cirujano?

Posteriormente el estudio de la pieza extirpada podrá sustentar la determinación.

La visión macroscópica del órgano y la anatomía patológica podrán avalar la decisión de extirpar lo que a criterio del cirujano era indispensable, por más que no estuviese incluido en el consentimiento informado.

Para el Juez la negligencia médica es una conducta omisiva, contraria a las normas que imponen determinado comportamiento solícito, atento, sagaz.

Es decir quién no toma las debidas precauciones que imponían las circunstancias del caso-Conf. Mosset Iturraspe según Trigo Represas.

# MITOS VINCULADOS CON LOS JUICIOS DE RESPONSABILIDAD MÉDICA

51-¿Los juicios se deben a una mala medicina?

No creemos que los juicios se encuentren directamente vinculados a una mala medicina.

La medicina actual en general es muy superior a épocas donde los juicios a los médicos apenas eran excepciones.

En EE.UU el nivel de la medicina en general es de excelencia y tienen un record mundial de juicios contra los médicos y sus instituciones de salud.

52-¿Los juicios se deben a algunos pocos malos médicos?

Esta apreciación es infundada. Como los obstetras tienen muchos juicios en su contra, no quiere decir que ellos no están bien formados profesionalmente o sean malos médicos.

Hemos visto desfilar por los estrados de la justicia a distinguidos profesionales, jefes de servicio, profesores universitarios, médicos de gran prestigio en el exterior….

*El presidente Bush dijo: no tenemos que olvidar una simple verdad, que no todo infortunio médico es el resultado de una pobre medicina, y nada es libre de riesgo.* (The New York, *Times).*

Esto no significa negar que los casos de mala praxis existen.

53-¿Para ejercer la medicina se requiere solamente el diploma de graduado en la Universidad?

No, con el diploma solamente no es posible.

Veamos un ejemplo práctico: la Provincia de Buenos Aires.

En esta Provincia como en otras con el título de médico otorgado por una Universidad del Estado o privada **no se puede ejercer la medicina.**

Para poder hacerlo se requiere que el portador del título, se colegie obligatoriamente, por disposición de la ley.

En un organismo privado en este caso los Colegios de Médicos que en forma onerosa  el que permite realmente que se pueda ejercer la medicina por ej. En la Provincia de Buenos Aires.

La colegiación no es un hecho voluntario **sino compulsivo**, como si la libre elección fuese un hecho perimido.

Y volvemos a **reiterar la ética no tiene dueño**, pero se apropian sin pudor de sus banderas.

54-¿Los seguros ayudan a mejorar la actividad profesional?

Los seguros médicos no mejoran la actividad profesional, su función es otra.

Los médicos deben de estar atentos a no dejarse atrapar por la sensación de seguridad que brindan los mismos…total tengo seguro.

Tal vez esa sensación experimentada en algunos puede producir una disminución de atención en el desarrollo de su actividad.

Su existencia en algunos casos puede alentar a producir demandas, ya que los que realizan juicios saben que hay respaldo económico y alguien pagará.

No hay seguro en el mundo que pueda restañar las heridas producidas por una demanda por más que se gane.

55-Hace menos de 50 años los juicios contra el equipo de salud eran excepcionales. ¿Eran mejores médicos?

Los pacientes en primer término tienen una mejor información de su acontecimiento médico a través de los modernos sistemas de información y conocimiento brindado por la tecnología que antes no tenían.

Además conocen mejor sus derechos y saben que hay una legislación que los protege.

Se suma la sensación cada vez más compleja de que el hombre  no quiere morir nunca y en la mayoría de las veces la muerte sucede como parte de la naturaleza humana independientemente de la acción médica.

Por otra parte no se acepta la vejez como un fenómeno natural de nuestra especie y se pretende una juventud eterna.

Los cirujanos plásticos y las diferentes técnicas usadas para disimular la vejez dan prueba de ello.

Parecería que el equipo de salud es el responsable de la muerte y de no brindar la vida eterna.

Estas sensaciones existieron siempre pero exacerbadas en esta época y sin el amortiguador del viejo médico de cabecera que acompañaba a su paciente hasta la muerte junto a su familia.

Esto ya no existe, se cambió la medicina personalizada por una medicina institucional, donde muchas veces el paciente ni conoce a los médicos y recurre al centro de salud más conocido o cercano a su domicilio.

También la historia muestra lo variable de las sociedades y sus inclinaciones, se puede llenar una gran plaza victoriano a un dictador y al poco tiempo después llenarla nuevamente en nombre de la democracia y la libertad.

Los ejemplos en el mundo y en Argentina fueron muy reveladores al respecto, sino se valoriza la honestidad, la libertad, la palabra, el libre pensamiento, la verdad, la libre asociación…. ¿porque se va a respetar al médico?

56-¿Los juicios lo ganan casi siempre los pacientes?

No es así, los juicios no lo gana preponderantemente la parte actora.

57. Una vez ganado el juicio el médico vuelve normalmente a su rutina.

Si pero deja huellas que no se olvidan fácilmente, ya que aunque se gane el juicio siempre se pierde, se perderá mucho o poco pero se pierde.

58- ¿Qué pierdo si el juicio ya terminó y se ganó?

 Un verdadero mito ya que pudo ser víctima durante un largo proceso de:

--Reactivación de enfermedades preexistentes

--Comienzo de nuevas dolencias no bien recibe notificación del juicio: ángor, depresión, indiferencia, ira por lo que considera una injusticia, hipertensión arterial, diarrea, insomnio, mal humor, inapetencia, disminución de la libido, reniega de la profesión, rencor a los pacientes, piensa en cambios de actividad, vergüenza ante sus colegas y de la propia familia. ¿Qué le explica a los hijos adolescentes, esposa y amigos?

Desprestigio, incomprensión, indiferencia de los propios colegas, falta de soporte psicológico. Disminución de ingresos-Problemas con el seguro.

Piensa en  otras actividades dentro de la especialidad menos riesgosas.

De manera que  encuentra cuestionado el honor profesional, la autoestima y el prestigio, capital más importante de los profesionales.

Si está próximo a la jubilación retirarse o tratar de hacer tareas administrativas.

Estos son algunos aspectos observados, de manera que se podrá ganar un juicio pero muchas veces no se pueden evitar las secuelas, hay profesionales que el tema no les afectó para nada, aunque creo son minoría.

59-¿Los daños psicofísicos ocasionados a los médicos  por los juicios son exagerados?

J.Saxton y T.Leaman comentan el trabajo de Sara C Charles MD psiquiatra de la Universidad de Illinois –Chicago/American Journal of Psychiatry.

El 40% de los médicos enjuiciados presentó: trastornos depresivos que incluye fatiga, síntomas gastrointestinales, insomnio, anorexia y cefalea, sensación de derrota y frustración, como así de sentirse inútil e inservible, mal humor.

El 20% además de los síntomas anteriores sintieron dificultad de concentración, indecisión, sensación de ángor, irritabilidad.

El 8% reporto comienzo de nuevas afecciones psíquicas que incluye a tres médicos que sufrieron un infarto de miocardio y 10 reportaron recrudecimiento de afecciones previas.

Tres médicos del grupo estudiados tuvieron ideas suicidas y 4 de ellos abusaron de alcohol y drogas.

Solamente 6 no tuvieron ningún síntoma vinculado con la demanda.

Otro grupo hicieron cambios en la atención médica, evitando cierto tipo de pacientes, hacer prácticas menos comprometidas y otro retiro prematuro.

Es decir tomaron realmente aspectos negativos de la medicina defensiva al tiempo que se notaron problemas matrimoniales y con los hijos, concluyó en su estudio de médicos demandados la doctora Charles.

60-¿Todos estos juicios eran evitables?

Más del 50% de los juicios se pudieron haber evitado.

61-¿Son los verdaderos ganadores los abogados?

Los únicos ganadores son los médicos que practicaron la prevención, que es el sistema que da el mayor resultado de todos los conocidos.

62-Ya pasé un juicio, ¿la dosis mía está cubierta?

No son pocos los médicos que han tenido más de un juicio.

63-¿Los abogados estimulan a los pacientes para que litiguen?

Son los pacientes y/o sus familiares los que golpean la puerta de los abogados

64-Si existen varios tratamientos y el médico elige uno de ellos y el paciente fallece, al juez ¿le interesa el resultado y no le importa la elección?

El hecho que existan varias opciones y alguna discrepancia con la utilizada no es suficiente para considerar culpable al galeno.

**La culpa comienza donde terminan las discusiones científicas.**

65-¿Si gano el juicio el paciente no debe pagar nada?

Para ello deberá tener un beneficio de litigar sin gasto con sentencia favorable.

66-¿Los médicos no pueden tener el beneficio de litigar sin gasto?

Si se dan las condiciones de pobreza necesarias también lo pueden obtener. Una casa y un auto no son impedimentos.

67-¿Los pacientes pueden hacernos juicios y nosotros a ellos no?

Si el juez rechazó por infundada, maliciosa…la demanda, tiene el sustento suficiente como para repetir contra la parte actora es decir el paciente.

Práctica esta que debería ser mejor evaluada ya que sin duda produjo un daño al profesional.

68-¿Hay médicos que por su maltrato y falta de preocupación en las guardias de los hospitales son agredidos?

La angustia por la enfermedad, el dolor, los largos tiempos de espera, un trato no personalizado…producen en pacientes y familiares un grado de agresividad que injustamente se canaliza con el más vulnerable, que en este caso es el médico.

Este debe pagar por un sistema de salud todavía con deficiencias, de manera que casi nunca aparece el destinatario al que corresponde donde hacer la protesta.

De todos modos jamás es justificable la violencia, en la que se incluyen insultos como es habitual que reciban los médicos de los hospitales **los héroes de esta pandemia. Los abogados también reciben insultos por la población.**

69¿-Sin el beneficio de litigar sin gasto nadie litiga?

Aproximadamente un 85% tiene un beneficio de litigar sin gasto, pero hay otros pacientes que no tienen inconveniente de pagar la tasa de justicia y demás gastos para litigar, fundamentalmente en los casos groseros en el que se estima el resultado.

70-¿Los Códigos de Ética tienen aplicación práctica?

En Argentina los Códigos de Ética tienen valor moral, pero también relevancia jurídica-O. Garay.

*Doctrina de la Corte Suprema de Justicia de la Nación, fallo/Amante (JA-1990-ll-125) donde se ha otorgado fundamental valor jurídico a las normas morales que establecen deberes de bases éticas a los galenos, entre ellos, a este Código. Pues sobre el médico recae el deber jurídico de obrar, no solamente en función de la obligación de actuar con prudencia y pleno conocimiento impuesto por las normas del Código Civil, sino como consecuencia de la exigibilidad jurídica del deber de asistencia al enfermo que prescriben las normas contenidas en Código Internacional* de Ética Médica y el Código de Ética de la Confederación Médica Argentina y la declaración de Ginebra.

71-¿No es necesario un examen médico de salud mental especial para abogados y médicos que cumplan cualquier rol de importancia dentro de su especialidad?

Tanto abogados como médicos pueden llegar a niveles que dependan de ellos la libertad de las personas, su patrimonio y su honor, como así los médicos de políticas sanitarias y de jefaturas de distintas especialidades que afectan directamente la salud de los pacientes, como así la propia vida.

Es indispensable que a todos los abogados y médicos que aspiren a un cargo superior deban realizar un examen de sus condiciones psíquicas lo más rigurosamente posible.

Lo hacen las empresas para cargos medios, cuanto más para personas que tengan tanta responsabilidad en la vida de los ciudadanos.

No hace mucho tiempo que vimos por TV a un legislador con una escena cuasi sexual en la Argentina, que obligó al presidente de la Cámara a suspender la sesión mientras se trataba una ley.

¿Este legislador hubiese resistido un examen psíquico habitual?

No existe dado los hechos palmarios ninguna duda que no solamente médicos y abogados deben de ser explorados en su esfera psíquica cuando aspiran a cargos superiores sino también a cargos elevados como legisladores, Presidente de la Nación, Ministros etc. etc.

Es indispensable que **garanticen su integridad psíquica** a los ciudadanos.

Para no poner ejemplos locales que puedan ser mal interpretados nos preguntamos ¿alguien puede pensar que Hitler, Mussolini, Stalin, Mao, Putin, los dictadores africanos…. y americanos…hubiesen aprobado un examen psíquico?, Simplemente es un acto de prevención indispensable.

Lógicamente que un examen psicológico que no sea normal, **lo inhabilita para postularse a cualquier puesto de mediana responsabilidad y serán los que firmen la aptitud los responsables así como los que ignoren las recomendaciones de no aptitud y aprueben las designaciones.**

72- ¿Hay jueces y médicos adictos?

Ignoro datos estadísticos, pero suponemos que tienen los mismos niveles que la población general, aunque son escondidos, protegidos por sus compañeros de trabajo y cuando salen a la luz entonces es tarde. Es una falsa protección. Hay especialidades médicas más expuestas.

La Argentina es el tercer país de América en el consumo de alcohol fundamentalmente en gente joven.

73-¿El responsable de seguir el postoperatorio debe ser el cirujano que operó?

El responsable de lo vinculado al acto quirúrgico es el cirujano, pero la responsabilidad general es del <u>médico anestesiólogo</u>, que son históricamente los fundadores de la terapia intensiva moderna y conocedores de los problemas del postoperatorio y de sus desequilibrios.

Esto es razonable para las intervenciones comunes, donde existan operaciones de alta complejidad los pacientes van directamente a la sala de terapia intensiva

La primera Unidad de Cuidados Intensivos en el mundo, tal cual se la conoce hoy fue creada en 1953 por Bjorn Ibsep, anestesiólogo danés, que es considerado el padre de la terapia intensiva y su Unidad de Cuidados intensivos se encontraba en el Hospital Comunitario de Copenhague-

El primer trabajo científico sobre Terapia Intensiva fue publicado en la revista Nordisk Medicin, Noruega en 1958 cuyo título fue: *The work in an anesthesiologist Observation Unit, cuyo autor fue Bjorn junto a la anestesióloga danesa Tone Dahil Kvittingen*

El anestesiólogo de Baltimore, docente e investigador Peter Safar que actuaba ya en 1958 fue considerado el padre de la reanimación cardiopulmonar moderna.

En 1972 La Sociedad Australiana de Anestesiología inicio la publicación de Anahestesia and Intensive Care.

74-¿La ética es compatible con los intereses económicos de una institución médica donde el negocio es prioritario?

La ética es el mejor reaseguro de éxito para cualquier empresa a largo tiempo, ya que hace creíble  y confiable sus productos.

75-¿Un juicio lo puede tener cualquier médico?

Indudablemente, pero no es difícil observar, como en oportunidades los juicios, caen en cabeza de un grupo determinado de profesionales identificados claramente por la dirección del establecimiento como candidatos posibles.

Si bien hay pacientes cuyo objetivo al litigar es el lucro, nadie puede negar que la mala praxis médica, odontológica, etc. existe, aunque en los casos sin duda de falta grave médica solo recurren a la justicia un número exiguo de pacientes que si son el 15% de los damnificados es mucho decir.

Y no hay más juicios ya que existen abogados juiciosos que no  litigan por litigar y cuidan su prestigio no patrocinando aventuras jurídicas.

76- ¿Puede haber contrato entre médico y paciente si no hay nada firmado?

En mayo de 1936 la Corte de Casación francesa ya afirmaba que se forma entre médico y paciente un verdadero contrato y que la violación involuntaria del mismo era sancionada  por una responsabilidad de la misma naturaleza.

Existe un verdadero contrato con obligaciones de las partes como ya explicamos  sin que exista firma alguna y se formaliza  con el comienzo de la atención médica.

77-¿Toda la cirugía estética representa una obligación de resultado?

Tema ya desarrollado en otro punto al que podemos añadir un fallo de la Cámara Nacional de Apelaciones en lo Civil-Sala 5  del 8/4/2008 que entre otras cosas dice:

*Existe un alea que por lo regular no desconoce el paciente, conforme al cual es posible que no se logre el resultado esperado no obstante que el médico haya empleado en la intervención la mayor de las diligencias*

*.La ley 17.132 art 20 inc. 1 y 2 no establecen distinción alguna según tipo de operación, de manera que en todos los casos **se asume  una obligación de medios, sin que se descarte la existencia de riesgos.***

### <u>El equipo médico</u>

78-¿El jefe del equipo quirúrgico, es responsable de todo lo que pasa en el quirófano?

El cirujano en este caso, fue históricamente el capitán de la nave, pero el derecho fue virando hasta casi poner a la institución como cabeza responsable.

La medicina está dejando de ser un acto individual para transformarse en una actividad colectiva, como en el caso de una intervención quirúrgica, el juez se va a encontrar con un problema **de anonimato** y dificultad para ubicar al miembro del equipo que ha ocasionado un daño.

Al tiempo de pensar que algunos de los integrantes del equipo quirúrgico tienen **autonomía científica**, de manera que el cirujano jefe en ese momento no tiene responsabilidad, ya que no conoce de anestesia, circulación extracorpórea etc. y estos miembros del equipo tendrán su personal responsabilidad.

**El cirujano tiene responsabilidad sobre lo que puede controlar o supervisar.**

Por ejemplo si el anestesiólogo se retira del quirófano para hablar por teléfono, indudablemente va a compartir responsabilidad, ya que pudo controlar y supervisar ese acontecimiento.

Hay que tener presente que la responsabilidad individual nunca desaparece y puede haber responsabilidad plural.

79-¿No hay solución para identificar a ningún miembro dado el número de médicos que conforman el equipo?

Este problema se puede solucionar en muchos casos con una adecuada delimitación de las funciones, diferenciación y coordinación de las competencias y obligaciones de cada uno de los integrantes.

De esta manera se acotará más la responsabilidad del cirujano jefe en el caso clásico de una intervención quirúrgica.

80-¿La división del trabajo contribuye?

La misma puede ayudar mucho para aclarar este tema.

81-¿Cuando falla la división del trabajo?

Cuando no es correcta la selección de los colaboradores.

Cuando falla la comunicación entre los miembros del equipo

Con una coordinación imperfecta

Fallos generales de la organización

82-¿Al médico enjuiciado le conviene que la demanda sea penal?

La responsabilidad es la consecuencia de un hecho en el que se lesiona un interés tutelado por la ley.

Cuando la consecuencia de ese incumplimiento tiene como consecuencia una pena, se trata de responsabilidad penal.

Si se obliga al resarcimiento la responsabilidad es civil, que puede ser contractual o extracontractual.

La responsabilidad penal **es personal y no transmisible**, el culpable debe de cumplir la pena y también todo se extingue con la muerte

En la responsabilidad civil se responde con el patrimonio, con todos los bienes presentes y futuros.

A su muerte los bienes pasan a sus herederos transmitiendo la responsabilidad.

A mayor abundamiento podemos decir que en derecho penal **no van presas las instituciones** sino las personas y en derecho civil el resarcimiento es siempre patrimonial.

Lo que sucede que en el derecho penal, las pruebas que necesita el juez para condenar tienen que ser contundentes y concretas, exigencia esta razonable ya que está en juego nada menos que la libertad de la persona.

Esa es la razón por lo que es siempre más viable para el que demanda la vía civil que la penal, aunque esta vía le puede servir aunque sepa que no ganará para tener alguna prueba rápida y sin mucho esfuerzo.

De todas maneras lógicamente **hay más sentencias desfavorables a los médicos en la esfera civil que penal.**

83-¿Los Códigos de ética lo deben hacer las instituciones médicas?

Lorenzetti, Luis Ricardo miembro de la Suprema Corte de Justicia de la Nación Argentina, sostiene que: *Sin embargo es interesante advertir sobre una posible medicalización de la juridicidad, puesto que si confiere a los colegios la facultad de dictar códigos de ética y normas reglamentarias con validez hacia terceros, queda en sus manos la regulación de la actividad.* <u>A nuestro entender la ética no tiene dueño específico.</u>

84-¿Hay impedimento para que la secretaria complete la lista de medicamentos en un recetario previamente firmado por mí, si ya conoce al paciente?

Es una mala costumbre y puede ocasionar severos problemas de los que el médico no podrá desentenderse ya que está firmado por él.

Esto vale para otras funciones que se encomienda a la secretaria o ayudante no médica, Por otra parte dejar firmados recetarios es una importante imprudencia que puede tener cualquier consecuencia desagradable

85- ¿Es razonable que el paciente en lugar de abonar en dinero la operación me envíe una heladera y un lavaplatos de su negocio?

El trueque ya pasó a la historia, de todos modos es de buen gusto evitar esas situaciones .Parecería a un acto de comercio.

86¿Los honorarios médicos deben ajustarse según la gravedad de la dolencia?

La CNCiv .Sala E Argentina, oportunamente dijo que *dependerán de la intensidad del tratamiento, gravedad de la dolencia, fortuna del paciente...*

*La CNCiv, Sala F Argentina*

*Sentenció: que los honorarios también dependen del éxito de la intervención, situación económica del paciente y la asistencia postoperatoria prestada por el cirujano.*

*La CNCiv D dijo: los honorarios también dependen de la característica de la dolencia.*

*La Sala B añade a los dichos que los honorarios también dependen del éxito obtenido*

A título personal, nada más **indecoroso, discriminatorio y totalmente alejado del ser médico y que repugnaría al mismo Marañón al** vincular honorarios médicos según fortuna del paciente, éxito en la intervención, si el cirujano  atendió el postoperatorio, gravedad de la dolencia, intensidad del tratamiento, prestigio…

Si antes de aterrizar en Barajas el piloto debe de sortear un frente de tormenta importante, alejarse y luego aterrizar frente a fuertes vientos laterales y tener éxito en el aterrizaje, al descender del avión la azafata le indicaría a los pasajeros que deben pagar honorarios extra por la gravedad de la tormenta, la posición económica de cada uno y por el éxito del aterrizaje frente a situaciones como las vividas durante la tormenta.

Si en un taxi el chofer le cobra un suplemento cuando existe mucho tráfico, cuando llega con éxito al destino y además como lo tomó en la esquina de un banco supone que es un hombre de fortuna...

¿Qué pensarían Uds. señores Jueces y Médicos de Prestigio?

87-¿Primero cobro luego opero?

Es como comprar una heladera, primero el supermercado la cobra y luego la llevo.

Hay situaciones particulares en que la operación requiere materiales que se deben comprar previamente, en estos casos es razonable la solicitud previa de dinero.

El ejemplo es extremo, pero en algo se parecen.

 Teniendo una idea más abarcativa, el tema no deja de ser complejo, El médico en su defensa debe considerar /ver ut supra/ que ya no hay pacientes sino consumidores y si el médico cobra previamente, todo se puede transformar reiteramos en un acto de comercio.

Como vemos en este caso puntual estamos transitando por un camino empedrado y con grandes pozos. Tema este que debe ser debatido y estudiado en detalles.

# OBJECIÓN DE CONCIENCIA

88-¿Que es la Objeción de Conciencia?

Es una forma de incumplimiento del derecho, que tiene como característica esencial, que la norma se rechaza solo en cuanto afecta al sujeto personalmente, como una forma de protección de su libertad individual, por lo que el objetor no persigue con su objeción modificar ni acabar con la norma.(M.Blazquez-J.Calvin).

Es decir cuando el cumplimiento de la norma se contrapone con cuestiones de orden religioso, moral, ético, etc.

89-¿Cuál es el sustento jurídico?

La referencia son los artículos 14 y 19 de la Constitución Nacional que garantizan la libertad de culto, de conciencia y a las acciones de no perjudicar a terceros.

Pactos de derechos humanos con rasgo constitucional

Declaración Universal de los Derechos Humanos, la libertad de conciencia está protegida por el artículo 18

San José de Costa Rica, en su artículo 12 (libertad de conciencia y religiosa).

Artículo 6 de la ley 26130.*Objeción de Conciencia. Toda persona, ya sea médico o personal auxiliar del sistema de salud, tiene derecho a ejercer su Objeción de Conciencia sin consecuencia laboral alguna...*

El art 10 de la ley 27610 dice: El o la profesional de salud que deba intervenir en forma directa en la interrupción del embarazo tiene derecho a ejercer la objeción de conciencia....

Tribunal Constitucional Italiano/1991:...es un derecho inalienable de todos los hombres...

90-¿Cuando la Objeción de Conciencia no es aplicable?

En los casos de urgencia donde la vida de la persona se encuentre en peligro, el médico debe de actuar obligatoriamente, aunque deba hacerlo sobre un aborto ya realizado.

91- ¿Condiciones indispensables?

El objetor debe de informar con anticipación cual va a ser su conducta.

El objetor debe de tener la misma conducta en la actividad privada o estatal.

92-¿Se debe informar con anticipación?

Indispensable, no hay ningún formato especial pero la escritura debe ser clara y legible. Ej.:

*Informa sobre Objeción de Conciencia*

*Fecha*

*Señor Director de....*

*José Antonio........., en mi carácter de médico de la Institución...............vengo a hacer constar y manifestar mi Objeción de Conciencia, negándome a realizar cualquier maniobra abortiva o procesos similares por afectar mi más íntimos y profundos convicciones personales tanto éticas como religiosas al tiempo de ejercer mi derecho de libertad de conciencia, sin que ello signifique una afectación a los derechos del paciente.*

*Queda Ud. formalmente notificado de mi decisión*

*Firma/aclaración/dirección/teléfono/correo.*

Se debe hacer por duplicado y hay que guardar la copia firmada por la recepción y con la fecha de presentación.

93-Incorrecta utilización de la objeción de conciencia

La objeción de conciencia es un hecho individual, personal, que si bien tiene antecedentes, en Argentina tomó actualización a partir de la ley 27610 que autoriza la interrupción del embarazo.

Al médico y al personal auxiliar les asiste todo el derecho para cobijarse bajo este manto protector cada vez que la ley atente contra sus más firme convicciones de conciencia y religiosas.

Puede suceder que el médico la utilice mal, como para diferir, impedir o excusa para ser proselitista de sus ideas y sea un obstáculo que lo aleje del real derecho que legítimamente le pertenece.

Además de ser éticamente incorrectas alguna de estas actitudes señaladas, se puede habilitar el ejercicio de la acción de amparo contra el establecimiento asistencial y el propio médico. (Artículo 43 CN) además también genera responsabilidad jurídica ya que puede implicar un comportamiento doloso de los deberes profesionales (art.1724 CCyC).....*el dolo se configura por la producción de un daño de manera intencional o con manifiesta indiferencia por los intereses ajenos.*

94-¿Cómo se realiza la derivación de la paciente a la que el médico no le realizó el aborto amparándose en la objeción de conciencia?

Una situación que puede ser conflictiva cuando el objetor se niega a derivarla a otro médico o institución, ya que el objetor estaría actuando contra su propia conciencia, al cooperar con una acción que él considera inmoral, de manera que no está obligado a facilitar el aborto, por estar amparada su conducta en el mismo derecho que permite defender su condición de objetor, aunque su situación es complicada.

Por otra parte cabe preguntarse ¿cómo conoce el médico el lugar indicado para derivar a la paciente?

¿Tiene que tener un registro de clínicas y/ o médicos y conocer sus aptitudes?

¿Se convierte en un partícipe necesario para el aborto?

¿El hecho de derivarla a una institución concreta él puede ocasionar responsabilidad frente a una mala praxis y muerte en el lugar de la derivación?

95-¿Cuál debiera ser el mecanismo de derivación?

La autoridad competente deberá dejar en el establecimiento donde el médico atiende a la paciente un listado de las clínicas o médicos para derivarla con toda la antelación posible. No se puede delegar cuestiones tan concretas y en las que no se puede perder tiempo en manos solamente de una clínica.

Otra solución menos deseada es que la institución donde trabaja el médico tenga y comunique los lugares que pueden recibir a la paciente y la empleada administrativa la derivará por *indicación* del médico objetor.

96-¿Las instituciones pueden ejercer el derecho de objeción de conciencia para no realizar por ej. Abortos?

Los sanatorios no tienen conciencia institucional como los seres humanos, por tal motivo puede ser negada esa posibilidad. Este es el argumento central de los que se oponen a este derecho de las instituciones.

Pese a ello hay hospitales y sanatorios que pertenecen a órdenes religiosas o que profesan públicamente una fe determinada, siendo así se encuentran en condiciones de solicitar la objeción de conciencia para su Institución. Resolución 1763 del Consejo de Europa:…**ninguna persona, hospital o institución será coaccionada , considerada civilmente responsable o discriminada debido a su negativa a autorizar, participar o asistir a la producción de un aborto por cualquier razón.**

97-¿Hay países donde se respeta la Objeción de Conciencia de las instituciones de salud?

Uruguay, Francia ,42 Estados de EE, UU. …

98-Efecto secundario para los médicos objetores.

El médico objetor debe de estar atento ya que en algunos casos es posible que se tomen medidas que lo perjudiquen laboralmente o en su desarrollo profesional.

99-¿La Objeción de Conciencia según el artículo 10 de la ley alcanza a comprender a los profesionales necesarios para la práctica de un aborto, anestesiólogos, enfermeras, instrumentadoras y demás personal que interviene en esa operación?

El artículo 10 /ver ut supra/ tiene como principal actor al profesional y nada dice del personal auxiliar necesario, o por lo menos no es explícito, de manera que no es tenido en cuenta por la ley.

A título personal parecería una medida discriminatoria, ya que el personal auxiliar debiera ser protegido por la ley también ya que son parte del mismo proceso.

Ver artículo 6 de la ley 26130 y demás tratados internacionales. Es aceptado desde el punto de vista de la ley  que los auxiliares tienen el mismo derecho que el médico actuante para solicitar la objeción de conciencia. /enfermeros, instrumentista-anestesiólogo…/

La ética y los principios religiosos junto a las convicciones personales, son el sustento del objetor.

Todo el equipo que participa en una operación de aborto tiene un legítimo derecho a que su voluntad sea respetada y puedan ser objetores.

Los residentes pueden entran en la categoría de objetores si son mandados a realizar un aborto.

En otro orden de cosas nos parece prudente diferenciar lo que es una desobediencia civil y una objeción de conciencia.

La primera es una acción de carácter político y colectivo, la objeción de conciencia es individual, ética y de conciencia.

¿Cuál es el efecto jurídico?

Exonerar al médico y al equipo interviniente de realizar un acto que de otra manera tendría la obligación de hacerlo siendo el aborto el ejemplo clásico.

Por supuesto, que frente a la objeción de conciencia del médico, se podrá oponer una mujer en el caso del aborto a recibir una atención médica que en principio le garantiza el orden jurídico establecido.

# INTERNACIÓN PSIQUIÁTRICA INVOLUNTARIA

100-¿Que debe saber el médico en caso de intervenir en una internación psiquiátrica involuntaria?

Dar cumplimiento a la ley

Artículo 28

Las internaciones de salud mental deben realizarse en hospitales generales, así dice el artículo 28 de la ley.

A tal efecto los hospitales de la red pública deben contar con los recursos necesarios.

101– ¿Si se rechaza la Internación?

El rechazo de la atención de pacientes, ya sea ambulatoria o internación por el solo hecho de tratarse de la problemática de salud mental, será considerado como acto discriminatorio en los términos de la ley 23592.

102-¿Se debe notificar la internación?

La internación involuntaria debidamente fundada debe notificarse obligatoriamente en el plazo de 10 horas al juez competente y al Órgano de Revisión, debiendo agregarse a las 48 horas como máximo todas las constancias previstas en el artículo 20.

103-¿Qué obligaciones tiene el Juez en Argentina?

El juez en un plazo máximo de 3 días corridos de notificado debe:

a-Autorizar, si evalúa que están dadas las causales previstas por esta ley

b-Requerir informes ampliatorios de los profesionales tratantes o indicar peritajes externos  siempre que no perjudiquen la evolución del tratamiento, tendientes a evaluar  si existen los supuestos necesarios que justifiquen la medida extrema de la internación involuntaria

c- Denegar en caso de evaluar que no existen los supuestos necesarios  para la medida de internación, en cuyo caso debe asegurar la externación en forma inmediata.

104-¿Cuáles son los requerimientos judiciales?

Artículo 24 de la ley de salud mental

Habiendo autorizado la internación involuntaria, el juez debe solicitar informes con una periodicidad de  no mayor de 30 días corridos a fin de reevaluar  si persisten las razones para la continuidad de dicha medida y podrá en cualquier momento disponer su inmediata externación.

Si transcurridos los primeros 90 días y luego del tercer informe continuase la internación involuntaria, el juez  deberá pedir al Órgano de Revisión  que designe un equipo interdisciplinario que no haya intervenido hasta el momento y en lo posible independiente del servicio asistencial interviniente a fin de obtener una nueva evaluación,

En caso de diferencia de criterio  optará siempre por la que menos restrinja la libertad  de la persona internada

105-  Acción judicial luego de 7 días de internación.

Lo contempla el artículo 25 de la ley, cuando dice que transcurridos los primeros 7 días en el caso de las intervenciones involuntarias el juez dará parte  al Órgano de Revisión.

106-¿Que es el Órgano de Revisión?

Lo contempla el artículo 38 de la ley cuando dice que se crea en el ámbito del Ministerio Público de la Defensa el Órgano de Revisión  con el objeto de proteger  los derechos humanos de los usuarios de los servicios de salud mental-

107- ¿Qué funciones concretas tiene este Órgano de Revisión?

1- Recopilar información que permita evaluarla las condiciones en que se realiza el tratamiento
2- Por esta razón debe ser multidisciplinario
3- Supervisar las condiciones de internación
4- Evaluar que en las internaciones involuntarias se encuentren debidamente justificadas y que no se prolonguen más del tiempo necesario.
5- Controlar que las derivaciones se encuentre en las condiciones enunciadas por el artículo 30 de la ley.
6- Informar a la autoridad de aplicación
7- Solicitar intervención judicial ante situaciones irregulares
8- Hacer propuestas y modificaciones.


108. ¿Se puede impedir las visitas a un internado?

En principio no. Pero existen excepciones

109- ¿Si existe limitación debe ser conocida por el juez?

Debe ser informada al juez y conocer las razones.

110-. ¿Esta limitación es válida para el abogado defensor?

La limitación no es válida para el abogado defensor.

111 ¿Tiene el internado derecho a un abogado defensor?

Sí, si no lo designa, el Estado debe suministrarlo

**112-** Abandono del lugar de internación

En la internación voluntaria el internado puede abandonar la institución. Está limitada solamente si existe riesgo para el propio paciente o para terceros.

113- Internación contra la voluntad del paciente

No es posible dentro de nuestra normativa.

En caso de gravedad y/o urgencia se pueden plantear acciones de amparo y resolverá el juez.

Si en un proceso de insania el juez decide inhibirse. La solución es igual que la del médico que decide no atender más a tal paciente. Debe continuar hasta que otro colega o institución lo sustituya para no dejarlo abandonado de atención médica.

Lo mismo para el juez ya que no lo puede dejar en una situación de desamparo, deberá continuar hasta dejarlo en manos de otro juez.

114- ¿En qué casos se lo puede internar contra su voluntad?

Solamente cuando el equipo de salud determine que hay una situación de riesgo cierto o cercano para el paciente como para terceros.

Y que no exista otra posibilidad de tratamiento eficaz.

Recordando que la internación debe notificarse en un plazo de 10 horas al juez y al Órgano de Revisión.

# RESPONSABILIDAD DE ODONTÓLOGOS Y ENFERMEROS

115-El responsable del paciente es el médico y no el enfermero

La responsabilidad del enfermero se rige por las mismas normas que la de los médicos y tiene responsabilidades específicas ya que sus actos son autónomos.

116-¿De qué se lo puede acusar?

Puede actuar con impudencia, impericia o negligencia, además se lo puede acusar de la inobservancia de las normas que regulan su actividad.

117-¿Se puede acusar al establecimiento asistencial por algunos de esos incumplimientos?

Su culpabilidad arrastrará a la institución de salud y en determinados casos al médico también que debió ejercer una acción de supervisión

118-¿Cuáles son las posibilidades de error o equivocación del enfermero?

1-Error en la droga como también en la dosis.
2-Error en la identificación del paciente, dar la medicación a otra persona que no corresponde.
3-No supervisar correctamente caídas, escaras…
4-Errores en el uso de aparatología
5-Inclumplimiento deficiente de las órdenes médicas
6-Comunicación de mala calidad con el médico
7-No registrar correctamente lo actuado.
8-Medicar por su cuenta
9-No comunicar irregularidades observadas
…

Es por demás importante la función del enfermero/a, es insustituible.

Está más en contacto con el paciente internado y sus familiares que el propio médico. Y tiene que responder en oportunidades lo que va más lejos de sus posibilidades cuando quedaron dudas en el paciente y/o familiares.

Merece un entrenamiento especial para manejar lo mejor posible las relaciones con el paciente y sus familiares

Muchos familiares conocen el nombre del enfermero y no recuerdan el del médico.

119-¿Los odontólogos tienen el mismo nivel de responsabilidad que los médicos?

Se rigen por las mismas normas legales y éticas que los médicos.

Sus juicios van claramente en aumento.

120-Tipo de obligación de los odontólogos

Los odontólogos tienen una obligación de medios igual que los médicos.

Las obligaciones de resultado son escasas.

Fallos: *La prestación odontológica configura una obligación de medios y no de resultado, pues no garantiza la recuperación del asistido, sino el apropiado tratamiento, adquiriéndose el compromiso de atención con prudencia.*

*Otro fallo del año 2000*

*La no obtención de un resultado previsto en un tratamiento odontológico no conduce necesariamente a atribuir responsabilidad al profesional, ya que el éxito se encuentra condicionado por la interacción de diversas circunstancias...*

*En el mismo año: La obligación asumida por el odontólogo en materia de implantes es de resultado pues el paciente se somete a dicho tratamiento en busca de un resultado propio de las cirugías estéticas.*

Estamos respetuosamente en desacuerdo con este último fallo, siempre y cuando el profesional haya tomado todas las medidas que la ciencia odontológica solicita para estos casos

121-¿Qué se debe recomendar a un odontólogo?

1-No vaya más allá de sus posibilidades técnicas, instrumental y de asistentes en las prácticas en su consultorio.

2- No realice anestesias ni sedaciones en su consultorio, si no está habilitado a esos fines y menos por cuenta propia.

3-Si está el consultorio habilitado para las prácticas quirúrgicas utilice siempre a un anestesiólogo.

4- La historia clínica debe seguir los mismos lineamientos que la realizada por los médicos, cosa que no sucede siempre.

5-Debe conocer las enfermedades que cursan los pacientes y cuál es su medicación.

6-En caso que tenga que evacuar a un paciente la camilla de la ambulancia puede no entrar en el ascensor, tenerlo como un tema de preocupación.

7-Tenga nociones básicas de reanimación.

8-Tener presente que la anestesia local puede tener en ocasiones repercusiones de orden general.

9...

*Al mediar un contrato entre el odontólogo y su paciente luego damnificada, para la prestación de los servicios por el primero a esta última, la responsabilidad en que se puede incurrir por tal motivo no puede ser sino contractual, derivada del incumplimiento de las obligaciones así asumidas.*

*Se trata de responsabilidad contractual por el hecho de las cosas, basado en un implícito deber de seguridad o garantía a cargo de quien haya entregado una cosa o se valga de ella para el cumplimiento de su prestación, si la misma deriva después de un daño que esté vinculado con obligaciones nacidas del contrato (del voto en disidencia del Dr. Azpelicueta)*

*Capel.CC Junín 20/4/1988.Seta de Etchevers, Rosa c/Gesuiti Jorge y otro, Rep LL 1988-528, sum 132*

*S*in que nada tengan que ver las modificaciones posteriores en la legislación, ya desde esos años se consideraba que la relación tanto odontológica como médica era de rango contractual.

*Los enfermeros que deben prestar importantes servicios a los médicos, dada la instrucción que reciben para obtener su diploma, se hallan habilitados para apreciar motu propio circunstancias elementales de atención a los pacientes...*

*Mendoza de Lallera, Adelfina J c/Municipalidad de Buenos Aires y otros*

# MEDICINA DEFENSIVA

122-¿Que es la medicina defensiva?

El médico acosado y por temor a ser demandado, toma a su criterio medidas defensivas.

Algunos profesionales sostienen con fuerza que no prepararse para la lucha es prepararse para caer.

Para eso tiene un arma y cree que es de gran efectividad: la birome, su lapicera.

A los fines de que el juez vea en caso de ser demandado, que las obligaciones de medios son cumplidas de sobra.

Solicita en exceso exámenes de laboratorio, diversas prácticas cruentas y no cruentas como exámenes por imágenes…y cuanta más cosas se le puede solicitar a un paciente.

El fin es que el juez piense, todo lo que se ha realizado para cuidar al paciente de la mejor manera posible, no queda casi nada para hacer, ya que hasta el alta se extiende un poco más de lo necesario, por las dudas.

Por momentos olvida que el primer acto médico es estrecharle la mano al paciente cuando ingresa al consultorio, y si es posible, llamarlo por su nombre antes de tomar la birome.

El apretón de manos hace 5.000 años lo usaban los egipcios para sellar actos y arreglos entre hombres como forma de garantizar su cumplimiento.

Practicar la medicina defensiva es un doble error, ya que no es sinónimo de una mejor medicina y segundo porque el juez sabe distinguir.

Sabemos que no siempre es sencillo diferenciar lo necesario de lo superfluo, ya que a veces lo separa una línea muy fina.

De manera que no es sencillo calcular los costos de la medicina defensiva, y por eso no son muchos los autores que pudieron precisar el método para calcularlos.

Seguramente las estimaciones nuestra, consideramos que no tienen una exactitud matemática, pero si conceptual y bastante cercana a la realidad.

123¿Esta práctica perjudica al paciente?

Solamente lo puede perjudicar cuando es expuesto en forma reiterada a rayos o debe soportar los riesgos propios de un examen instrumental, pérdida de tiempo etc.

124-¿A quién perjudica esta conducta?

Este es un trabajo que le solicitamos al lector para que haga sus propios cálculos para responder en qué nivel se produce perjuicio. Esta presentación tiene **este trabajo práctico** como parte del ejercicio de entrenamiento, indispensable en este punto.

125-Costo de la medicina defensiva

**Comienzo del ejercicio práctico**.

Es de singular importancia que los médicos, abogados, autoridades judiciales, de salud pública y políticos, amplíen y mejoren este ejercicio, o diseñen una formula práctica para calcularla con más precisión y rigor científico.

<u>Un posible plan de cálculo con cifras aproximadas</u>.

Número de médicos en Argentina: .**<u>Supongamos</u> que hay 200.000** médicos para hacer números redondos.

El 10%, no atienden pacientes, ya que realizan otras actividades médicas, de manera tal que no practican medicina asistencial.

Por lo tanto: 200.000 - 20.000 = **<u>180.000 médicos</u>**

De este número que atienden pacientes, el 70% de ellos, practica medicina defensiva de alguna forma.

Entonces quedan **<u>126.000</u>**.

Para continuar hay que saber cuántos pacientes atiende cada médico por día.

De esos  pacientes no todos se van con una receta u orden médica que afectará a la medicina defensiva, solo lo hacen 3 de los 8 posibles por ej. que verá en el día

Por lo tanto quedan **3 pacientes** que se van con receta en la que se ordenan las diferentes prácticas motivadas en la medicina defensiva.

Se multiplicará entonces el número de médicos  que quedan practicando medicina defensiva por 3 y tendremos el número de prescripciones médicas diarias de toda la masa de médicos.

Por lo tanto los 126.000 médicos x 3 pacientes diarios=378 000

Este es el número de pacientes diarios que reciben algún tipo de indicación farmacológica, de exámenes de laboratorio, por imágenes o estudios instrumentales, cardiológicos etc. de médicos generales y especialistas afectados de medicina defensiva.

A este número <u>diario</u> se lo multiplica por 275 que es el número anual de días trabajados y se tendrá el número anual, siendo el número final de pacientes atendidos que se van con alguna prescripción médica afectada por la Medicina Defensiva...

Falta evaluar cuál es el costo superfluo de lo sobre-prescripto para multiplicarlo por el resultado anterior obtenido que en cada país será diferente.

Pensar entonces el costo de todo lo que significa exámenes por imágenes, las posibilidades de laboratorio, estudios cardiológicos con todas sus variantes, interconsultas, endoscopias, prolongación de días de internación etc. etc. etc.

Queda poner la cifra aproximada de sobre-prestación de cada paciente, cada uno tendrá en cuenta el precio en el mercado de las diversas prácticas.

Se estima en 12 dólares de sobre-prestación para cada paciente en Argentina que varía mes a mes.

Este resultado final se lo multiplica por esos 12 dólares y da una cifra que dividida por el PBI del año y se multiplica por 100 para obtener el número final del costo de la medicina defensiva.

De esta manera se tendrá que porcentaje del PBI corresponde al gasto ocasionado por la medicina defensiva.

En Argentina el gasto disminuyó notablemente y se calcula aproximadamente un 0,20% del PBI del año.

De manera que **0,20** es el porcentaje aproximado del PBI dilapidado en Medicina Defensiva en Argentina pese al cambio positivo en la materia.

Se tomó el gasto global, sin diferenciar medicina privada, estatal, institucional etc.

Es una cifra realmente elevada, pensando que no significa que con ese gasto se realice una medicina de mejor calidad.

Por otra parte es una invitación a que los interesados en el tema ratifiquen, modifiquen, rectifiquen, descalifiquen, amplíen.....estos números y conceptos ya que no tienen el rigor científico necesario como para considerar estas cifras como referentes pero que no son tan alejados de la realidad.

En otro orden de apreciaciones el gasto ocasionado por la medicina defensiva argentina, no dista mucho de los ocasionados en los países desarrollados.

Las cifras tomadas de referencia pueden ser ampliamente variables ya que en Mayo del 2023 la inflación MENSUAL fue en Argentina de 7.8 % y  LA INTERANUAL superaba el 114,2 %.

**Estas cifras, hacen que las tomadas para este ejercicio puedan prestarse a confusión y ser muy variables.**

Los porcentajes de médicos que practican medicina  defensiva en Argentina, fue tomada de una encuesta realizada en las Provincias de Entre Ríos, Corrientes, Buenos Aires, Mendoza, Santa Fe y Ciudad de Buenos Aires, luego de  exposiciones sobre responsabilidad médica.

Es una encuesta que aunque coincidente con países de Europa y EE.UU, no tiene el rigor científico necesario ya que es muy complicado poner cifras exactas y menos con las variantes que presenta Argentina.

Es indudable la relación existente entre este importante gasto y los juicios de responsabilidad médica.

No se tuvo en cuenta para este cálculo el mayor número de personal requerido para cumplir esta sobre-prestación, ni el costo de reactivos y equipamiento, ni el tiempo médico y demás miembros del equipo de salud en diferentes prácticas, el periodo de espera de los pacientes…

Tampoco se computó los  profesionales que se retiran un tiempo antes del correspondiente y los cambios en su especialidad por tareas de menor riesgo.

Costos en EE.UU

El costo de los temas médicos vinculados a los juicios y todo lo que los rodea fue tan importante que obligó al Congreso  a profundizar el tema.

Representó en ese país el 20% del costo final de toda la atención médica

También en el Estado de Texas significó el 20% del gasto del total de la atención en salud en 1994.

126- Algunos rubros significativos

Tan solo la indicación desmedida del laboratorio y gabinete representó el 8% del presupuesto en salud de EE.UU., lo que equivale a 10 mil millones de dólares.

En el mismo país se consideró exagerado lo solicitado en traumatismos de cráneo leves en personas entre los 5 y 24 años  en exámenes por imágenes junto a columna cervical ya que ascendió el gasto a 45 millones de dólares anuales (Horacio Canto).

Nos referimos a la publicación de Vasanthakumar N. Bath.Ed. Auburn House de su libro Medical Malpractice/ Comprehensive Analysis que nos puede dar una idea clara de la magnitud del problema que nos ocupa.

127-¿Cuáles son los costos históricos?

Como siempre EE.UU es el país de comparación y además es líder en el tema de los juicios por mala praxis en el mundo. (Del mismo autor)

El costo total de la mala praxis por todo concepto fue de 13,7 billones de dólares en 1984 en ese país.

La medicina defensiva representó los 4,3 billones de ese costo total.

Se toma esa fecha ya que en ese quinquenio el crecimiento de los juicios en EE.UU sufrió un gran incremento.

Aunque proyectado a 1998 se estimaba en 15,17 billones.

128- ¿Existe relación entre cesáreas y medicina defensiva?

La Organización Panamericana de la Salud nos informa que 4 de cada 10 partos producen nacimientos por cesárea.

La misma Organización informa que el ideal es de una cesárea cada diez partos.

129-¿En Argentina existe diferencia entre el sector estatal y el privado en la práctica de la operación cesárea?

En materia de Salud Pública se estima que entre el 25% y 35% de los nacimientos son por cesárea,

En el sector privado el porcentaje oscila entre el 50% y 75%.

En Argentina se triplica el número suministrado por la OMS.

130-¿Cuál es la cifra de cesáreas que la OMS considera ideal?

En el 2015 la OMS consideró que el porcentaje de cesáreas ideal está entre 10 y 15 % del total de nacimientos.

En Argentina triplicamos las cifras.

131-¿El aumento del número de cesáreas no programadas está directamente vinculado con la medicina defensiva?

Esta pregunta nos llevó a consultar a obstetras, abogados especialistas en el tema y directores de clínicas del gran Buenos Aires y se arribó a algunas conclusiones muchas de las cuales son coincidentes con la visión no médica del tema.

a-Entre 13 y 15% de las mujeres prefieren la operación cesárea y no el parto natural y presionan al obstetra en nombre de la autonomía del paciente y directamente la solicitan.

b- Se pretende evitar el dolor del parto.

c-La cesárea previa y enfermedades preexistentes.

d-Algunos pocos, pierden nada más que un par de horas, cuando en un parto normal puede estar más de 12 hs. en el sanatorio, tema importante si trabajan en varios centros.

e-Los obstetras están llegando al podio de los juicios de responsabilidad médica, razón por la cual ante la más mínima dificultad, deciden no arriesgar nada, e indican la operación.

Esta es la típica medida de la medicina defensiva.

En este tema se corre el grave riesgo de generalizar, ya que a grandes rasgos existe en Argentina un cuerpo médico con el mismo nivel de profesionalidad que en los países del primer mundo, aunque con tecnología insuficiente.

La medicina defensiva no es un invento argentino.

Es indudable que los juicios contra el cuerpo médico no solamente perjudican a los interesados directos, sino que se proyecta a toda la sociedad en la que, por supuesto están los pacientes.

No se ven muchos esfuerzos para indicarles a los médicos otros caminos que no sea esta manera equivocada de defenderse.

El rango de las cifras son seguramente variables, pero no caben dudas que por los menos para países en vías de desarrollo como Argentina es un número

enorme y despiadado que no es profundizado  debidamente para su estudio
y solución.

# EL ERROR MÉDICO

132-¿El error no es punible?

Iturraspe y Lorenzetti en Contratos Médicos explican la tendencia que aprecia que en la vida moderna no se vive sin errores.

A continuación Tunc dice que el buen padre de familia no puede hablar sin ofender a la gramática, no puede jugar al tenis sin fallar pelotas y según demuestran las estadísticas ese buen padre de familia comete nueve errores por cada cinco minutos de circulación urbana. El error es punible cuando se actúa sin conocer bien al enfermo o se realizan prácticas reñidas con la lex artis.

133- ¿Es punible en faltas leves?

Consideramos que el error puede no ser punible en faltas leves.

**No todo error configura culpa**

134- ¿Que dicen los jueces sobre el error médico?

Garay .O en su Código cita:

*El simple error de diagnóstico o tratamiento no basta para engendrar un daño resarcible, porque en una rama del saber en qué predomina la materia opinable resulta difícil fijar límites  exactos entre lo correcto y lo que no lo es.*

*CNCiv, Sala B, 22/12/1964,LL118-923/12.207,/SJ—Buenos Aires*

*El error diagnóstico no es imputable si se han tomado todas las medidas para evitarlo y no se ha puesto de manifiesto  una ignorancia de la materia, no pudiendo exigir  del médico más  de lo que puede exigirse al promedio de médicos, salvo que se tratara de un especialista.*

*CNCiv, Sala A, 29/07/1977, ED, 74-563-Buenos Aires*

*El error diagnóstico, para poderlo  considerar como factor imputable al médico, debe obedecer a una apreciación grosera, negligencia o impericia en la averiguación de las causas  motivadoras de la enfermedad, descarta esta circunstancia, el simple error de diagnóstico o tratamiento, que no es suficiente para engendrar la obligación  resarcitoria, porque en una rama del saber donde  predomina la materia opinable, resulta difícil  fijar contornos para limitar qué es lo correcto y que no lo es. Por  ello es exigible al médico el grado de capacidad y diligencia usual, común a los miembros de su profesión.*

*CICC*

*¿Hay estadísticas en la Argentina?*

No tengo conocimiento de su existencia, pero sabemos por ej. Que en EE.UU, la Academia de Ciencias de Washington en su estudio titulado /Errar es Humano/ nos explica que los mismos son la quinta causa de muerte en ese país.

Del mismo trabajo informan que mueren anualmente cerca de 100.000 personas por año como consecuencia de errores, impericia, imprudencia y negligencia y que significa un gasto de 29.000 millones de dólares. Interpretamos que esa cifra corresponde a todos los casos vinculados con alguna falla médica.

¿Qué visión tienen los médicos del sistema judicial?

Opinan que es contradictorio, frustrante e intimidatorio, coincidiendo esta visión con médicos de otros países.

137-¿Es el perito médico el que informa si hubo negligencia?

La existencia de negligencia en el accionar médico la dictaminan los jueces pudiendo tomar la pericia médica como referencia.

138-¿Cuando el error es punible?

Es punible cuando no se tomaron medidas necesarias para aclarar diagnósticos, no se realizaron interconsultas, no se agotaron los medios necesarios ante la duda o simple sospecha. Si un médico general deriva a un especialista este tiene la obligación de pensar que por algo se lo envía y prestar la mayor atención.

Por supuesto que el error de un especialista tiene una connotación de gravedad más elevada. Por supuesto la impericia es punible, como así también la negligencia.

La Joint Comission on Acreditation of Health Care Organization, promueve la cultura del reconocimiento del error, como la manera más segura de su disminución.

La practican 30 estados en EE.UU: **Im sorry laws**, sin que sea sinónimo de culpabilidad.

Dice Bello Janeiro que cuando se aplican las medidas oportunas para el diagnóstico y tratamiento, practicándose las pruebas oportunas, la orientación del diagnóstico a un juicio no acertado, no implica responsabilidad por sí sólo.

El facultativo tampoco incurre en error de diagnóstico cuando el paciente no presenta signos definidos de una patología.

Al derecho le interesa conocer las causas del error, para poder juzgar.

Hay errores también que se producen cuando el paciente no informa correctamente o lo hace parcialmente o directamente no informa nada que podría ser de singular valor para el diagnóstico.

Es estos casos el profesional puede explicar las causas del error.

El Ministerio de Sanidad y Consumo de España informó que los errores en la medicación afectaron al 4% del total de los pacientes internados.

Este es un capítulo más amplio vinculado a los errores

En EE.UU los errores en la medicación, producen al menos una muerte diaria y aproximadamente daños a 1,3 millones de personas anualmente.

Cada minuto mueren 5 pacientes por errores médicos. Naciones Unidas.

El 15% del gasto hospitalario en los países de la Organización estuvieron relacionados con el tema.

Es la tercera vez que La OMS organiza un reto mundial por la Seguridad del paciente declarando el 17 de septiembre del 2022 como día de la Seguridad del paciente. Asamblea Mundial de la Salud, resolución WHA 72.6

En 1999 se publicó To Err is Human por el Comité on Quality of Health Care in América –Institute of Medicine con cifras vinculadas al error médico sorprendentes por su magnitud.  El error es la tercera causa de muerte en EE.UU, British Medical Journal 2016

# REPRODUCCIÓN ASISTIDA

139-¿Qué control tiene los establecimientos que trabajan en reproducción asistida?

La Resolución 1305/15 del Ministerio de Salud de la Nación aprobó las normas de habilitación y fiscalización de los bancos de gametos es decir/espermatozoides y ovocitos, / y establece la obligación de ser guardados en dos lugares por separado.

El banco deberá constar con registros duplicados de sus donantes, destinos de las muestras y receptores.

140¿Es el padre el donante del semen?

El art. 558 del nuevo Código Civil es claro: son hijos de quién dio a luz y del hombre o mujer que prestó el consentimiento, siempre que este se encuentre debidamente inscripto en el Registro Civil, con independencia de quién haya aportado los gametos o embriones,

141-Requerimientos para la inscripción de nacimiento

Debe de constar en el correspondiente legajo base para la inscripción de nacimiento, que la persona ha nacido por técnica de reproducción asistida con gametos de un tercero, y que a petición de aquellos, podrá obtener del Centro de Salud interviniente información relativa a datos médicos del donante cuando es relevante para su salud

142¿El anonimato del donante es total?

Se puede revelar la identidad del donante por razones debidamente fundadas y evaluadas por autoridad judicial.

143-¿Los niños tienen derecho a conocer su origen genético?

Tienen derecho a conocer su origen genético.

144-¿Se puede impugnar la filiación?

No es posible impugnar la filiación de quién ha prestado el correspondiente consentimiento.

De todos modos el donante no prestó su voluntad de ejercer la filiación.

Debemos tener presente que es inadmisible el reconocimiento, el ejercicio de acción o reclamo alguno de vínculo filial respecto del donante de gametos.

145-¿El semen del donante es investigado?

Deben tomarse medidas a los fines de no transmitir enfermedades o patologías congénitas. Recordando que en principio se debe salvaguardar la identidad del donante.

El médico no procederá a la inseminación si es improbable la conservación del secreto o sospecha de enfermedad.

146-¿Tiene un reconocimiento en dinero el donante?

Debe ser gratuito

147-¿Cuál es el derecho del esposo?

Cuando la inseminación se haya realizado con el consentimiento del esposo, el niño será considerado como hijo legítimo de la esposa y del marido y nadie podrá discutir la paternidad por el solo hecho de haberse practicado una inseminación.

148-¿Se le pude reclamar por alimentos al donante del semen?

Ninguna acción por alimentos se podrá hacer contra el donante

149-¿Existe algún riesgo de transmitir enfermedades o malformaciones congénitas?

El riesgo existe aunque acotado.

150-Madre no casada

Si su pareja ha dado el consentimiento  no puede eludir su responsabilidad sobre el niño, a excepción que compruebe que el niño no nació por inseminación artificial.

151-Recaudo médico

El médico que realiza este procedimiento debe tener la seguridad que se entendió perfectamente las implicancias médicas, jurídicas y sociales que acarrea, y recibir la autorización por escrito.

# DERECHOS DEL PACIENTE

152-¿Se ha legislado en esa dirección para una mayor protección del paciente frente a la actividad médica?

La legislación está en línea con los conceptos ya instalados sobre los derechos de los pacientes vinculados al respeto de su voluntad y de sus decisiones vinculadas con su vida.

En todo caso ratificó los derechos instalados hasta la fecha.

153-¿Estaba el paciente medicamente desprotegido previo a la ley que contempla sus derechos?

De ninguna manera se puede interpretar que se ha legislado para proteger a los pacientes de los presuntos abusos médicos, que por otra parte nunca existieron, se trató actualizar y legalizar determinadas conductas que toman cada vez más relevancia y actualidad en las que están involucrados los pacientes directamente en una frenética lucha por sus libertades y el médico que lo asiste.

Ejemplo de ello, es todo lo referente al consentimiento informado, la muerte digna, las directivas anticipadas, negativa a tratamientos ... cuestiones que no eran tenidas en cuenta o por lo menos no considerándolas en forma prioritaria por nuestra sociedad hasta hace pocos años.

De manera que la ley 26529 contempla adecuadamente estas situaciones de los pacientes.

En su art primero, decide el ámbito de su aplicación:

*El ejercicio de los derechos del paciente, en cuanto a la autonomía de la voluntad, a la información y la documentación clínica, se rige por la presente ley.*

De manera que esta legislación no confronta con los profesionales de la salud sino más bien lo ayudan en su tarea.

Por otra parte al conocer la ley es más difícil caer en incumplimientos.

154- ¿Qué es el paternalismo médico del que tanto se escribió?

Me atrevo a decir que el tema del paternalismo es un error, que fue generado desde un escritorio con escaso conocimiento de lo que habla un médico con su paciente en momentos muy difíciles.

Desde la salud todo pensamiento vale, pero frente al sufrimiento y en la cercanía al viaje final el hombro del médico es el refugio que transmite consuelo frente al dolor y la muerte, no habiendo testigos de lo que se habla.

Desde un escritorio esto no se conoce.

Llama la atención que profundos estudiosos del derecho, escriban que los médicos trataron y tratan a los pacientes como incapaces, que dejan de lado los proyectos de cada persona, que se sustituye el criterio del paciente por el del médico, que rechaza los deseos del paciente, que niegan la autodeterminación.

Otros escritores emulando una partida de ajedrez, dicen que el paternalismo tiene una variante que se llama sacerdotal que transforma al médico en tutor del paciente, decidiendo a su juicio lo mejor para él.

Que se sustituye el deseo del paciente por el del médico ya que desconfía de su buen juicio.

Se define al paternalismo como una mezcla de beneficencia más poder y que históricamente esa es la idea que tuvo de esta relación gran parte de los escritores de derecho que abordaron este tema. No hay registros de nada de lo que se escribió al respecto, es una equivocada apreciación de escritores que repiten lo que escribió otro.

Nunca se dejó de informar al paciente, como tampoco se negó el médico a aceptar su voluntad y tampoco es de creer simbólicamente que se llevaban atado con cadenas a los pacientes al quirófano.

Se confunde paternalismo, o autoritarismo como alguien escribió, con afecto, piedad y estar al lado hasta el final. Mientras algunos hombres del derecho discuten trascendentes temas tales como la importancia del derecho procesal…, el médico tiene su hombro empapado de lágrimas.

Totalmente falsa y artera esa imputación a los médicos a través de la historia.

Como parece poco, algunos hablan de discriminación que sufren los pobres, los débiles o vulnerables, marginados o excluidos de la vida social, a los diferentes…en todos los ámbitos de la medicina.

De manera que para los escritores de semejante irresponsabilidad los médicos en cualquier esfera de atención discriminan entonces a más de 20.000.000 de habitantes en la Argentina ya que algo más de la mitad de la población es pobre y con infinidad de marginados.

Los médicos y demás profesionales de la salud también tienen defectos e imperfecciones importantes, pero no son precisamente las vinculadas al paternalismo.

Excepciones hay en todo sistema.

155-¿Cuáles son los conceptos más salientes de la ley?

1-El consentimiento informado.

2-Directivas anticipadas

Art.11-*Toda persona capaz mayor de edad puede disponer directivas anticipadas sobre su salud, pudiendo consentir o rechazar determinados tratamientos médicos, preventivos o paliativos y decisiones relativas a su salud.*

*Las directivas deberán ser aceptadas por el médico a cargo, salvo las que impliquen desarrollar prácticas eutanásicas, las que se tendrán como inexistentes*

3- La historia clínica.

En su art.12 la define junto a su alcance

4-El art.22 define la autoridad de aplicación tanto nacional como local

Se refiere también al derecho a un trato digno y respetuoso, a la intimidad y la confidencialidad, poniendo énfasis en la autonomía de la voluntad y derecho a la interconsulta.

156- ¿Cuál es la Diferencia entre caso fortuito y fuerza mayor?

El primero se refiere a la hipótesis de imprevisión el segundo a la inevitabilidad

El caso fortuito elimina la posibilidad de imputabilidad.

La fuerza mayor es una cuestión  directamente de la responsabilidad cuando está sustentada en la culpa.

# A TÍTULO DE CONCLUSIÓN

Podemos comenzar este capítulo con ciertas dudas que nuestros lectores en algún momento nos ayudarán a descifrar.

¿Como se explica que una sociedad que dispone de un excelente nivel médico y con una población tan respetuosa de la ley y de la tradición como la norteamericana tenga un record de demandas contra el cuerpo médico y sus instituciones de salud?

Lo mismo podríamos decir de Francia, Italia, España. Alemania..., donde tienen larga experiencia en este tipo de juicios.

¿No fueron los franceses los primeros que hablaron del contrato médico en 1936?

¿O acaso todavía no seguimos discutiendo la teoría de Demogue?

¿Podemos decir lo mismo que sociedades con tradición histórica indiscutible como la de casi todo Oriente, si tienen las mismas apetencias incontroladas contra sus médicos?

¿Como se explica que sociedades como las nombradas, tienen todavía la osadía de atacar a quienes le prolongaron el tiempo de vida saludable, les mejoraron ostensiblemente el nivel de salud, cambió los órganos enfermos y en definitiva, le mejoraron la calidad de vida y les prolongó los años de existencia?

¿Tenemos malos médicos en Argentina y Sudamérica?

¿Los pacientes con escasos recursos tienen una atención médica digna en Argentina y Sudamérica?

¿En relación a los juicios fallan los médicos que son acusados o las condiciones en que ejercen la profesión?

A la pregunta, si tenemos malos médicos en la Argentina, podemos decir, sin pudor, que varias generaciones tuvieron y tienen directa influencia de grandes maestros inigualables en nuestro continente.

Los médicos actuales tienen realmente un heredado linaje distinguido que de una manera u otra insensiblemente influyen en su formación hasta nuestros días.

Solamente nombraré los médicos que vienen a mi memoria y que son nada más que una parte de los antecesores del médico del siglo XX y parte del actual, quedando un gran número lejos de mi memoria y a los que pido disculpas.

Veamos de quienes son descendientes y dejaron huellas que se transmiten a través del tiempo casi sin darnos cuenta o que por lo menos dieron una sólida base donde se apoyaron otras generaciones para saltar e impregnarse de sus conocimientos.

Pensemos un grupo de médicos en forma desordenada y que son solamente algunos de los que recuerdo sus nombres.

Finochietto, Benain, Agote, **Milstein**, Chacon, Favaloro, **Houssay,** Fustinoni, E.Mazzei, Parodi, Palmaz, Malbran, Mirizzi, I.Goñi Moreno, **Leloir,** H.Faraoni, G.Aranes, I.Bluske, E.Testa…

Los descendientes o los que recibieron influencia técnica y humana de estos prohombres de la medicina no pueden ser malos médicos y aunque algunos no tengan conciencia de ello, son descendientes de estos pura sangre- Estos influyeron en la medicina argentina y americana y hasta el día de hoy tiene vigencia su prédica.

Aunque vemos como el mérito se eclipsa ante cualquier error.

Esto no significa que no existe la mala praxis médica, independientemente que en algún momento los propios médicos, pacientes y todo el entorno jurídico debiera pensar en los apellidos de estos próceres de la medicina y averiguar cuál fue su aporte en la formación de generaciones de médicos.

Los médicos deben recordar permanentemente a estos hombres junto a los que disponen cuestiones médicas jurídicas, ya que deben honrarlos con sus actos.

Los médicos no explican bien sobre su origen a los jueces y estos tampoco hacen docencia y explican el legado que recibieron de tantos genios del derecho, y como pueden juzgar sin ser médicos.

Estoy casi seguro que al leer estas desordenadas líneas pocos son los que preguntarán ¿quiénes son?

Los médicos tampoco podrán juzgar ligeramente a los jueces en sus sentencias, ya que su pedigrí comienza desde la antigüedad.

El Código de Hammurabi existió 1750 años antes de Cristo. .

La idea del derecho estaba conformada cuando los conocimientos médicos recién estaban en sus comienzos.

El derecho argentino está sustentado, de alguna manera, en el derecho romano y su historia es de alta alcurnia y  distinción.

Justiniano, Cicerón, Grocio, Coke, Kelsen, Beccaria, Gayo, Ulpiano, Sassoferrato, Modestino , Papiniano , Savigny, Ihering, Benthan…

Sin olvidar a los más recientes como Bustamante Alsina, Bueres, Mosset Iturraspe, Yungano, Lorenzetti, Piedecasas y muchos más que la limitada memoria de evocación no los recuerda y a los cuales pido perdón.

Chiovenda, Atienza , Mazeaud, Enterria …entre tantos otros, se vuelcan sorpresivamente a mi memoria.

Esta larga y tediosa lista, debería ser un motivo de reflexión que aunque utópica y fuera de época contribuiría a una mayor comprensión entre médicos y jueces.

Cuando llega un expediente médico sobre mala praxis al despacho de un juez no puede sospechar a priori que es un negligente o algo más, según dice el escrito de la demanda, debe de impregnarse aún más en la problemática médica, pensando que detrás del expediente se encuentra una herencia de semejantes maestros.

Por otra parte los médicos podrán o no estar de acuerdo con la sentencia de un juez, pero la misma debe respetarse a ultranza, pensando que son los herederos, casi directos de los grandes fundadores del derecho que seguramente inspiran sus sentencias.

De todos modos, médicos y jueces están en el medio de una problemática que aparentemente parece inexistente, pero no bien se profundice se verá como juegan en el tema de la medicina defensiva que arrastra como se estudió en capitulo anterior un porcentaje de PBI importante.

Son dos sistemas centrales para el equilibrio de la sociedad, pero trabajan en compartimentos estancos.

El médico temeroso  se defiende o cree defenderse con la medicina defensiva y el juez aplica el Código al pie de la letra, pero los juicios siguen en aumento y el dinero dilapidado no tiene límite.

No escapa a nuestro conocimiento que este tema no es un problema argentino exclusivamente, ya que es una cuestión global, en casos con más intensidad que los nuestros.

El largo y tedioso listado es para recordar que son dos actores de singular calidad y vitales para nuestra sociedad.

Si los médicos hacen congresos donde se tocan temas de cómo abordar…y los hombres de derecho también lo hacen para ver si las obligaciones … nos preguntamos ¿Cómo es posible tanta sofisticación médica y legal con tan poca vocación a sentarse juntos, intercambiar realidades, hacer docencia, conocer realmente el trabajo y responsabilidad de cada uno?

¿Cómo es posible que sean insensibles ante una pérdida de millones de dólares en un país totalmente quebrado?

No se trata de ninguna manera de enervar los derechos del paciente, sino de prevenir a través del conocimiento una situación que puede ser mejorada.

El paciente-consumidor no es tan ajeno a esta problemática.

 Cada vez se vive más años y paradójicamente se teme más a la muerte, lo que desemboca en una mayor solicitud de prestaciones médicas, que muchos profesionales aceptan.

Cada vez, tenemos menos capacidad para enfrentar a la muerte y nos aferramos a los increíbles avances de la ciencia como un arma para enfrentar el dolor, el sufrimiento y la vejez.

Los adelantos médicos serían su salvavidas y busca los lugares de atención más sofisticados para satisfacer su deseo de inmortalidad sin pensar que el valor del legítimo derecho a vivir más y con mejor calidad de vida tiene un costo.

Tal vez con estos pensamientos ¿no le estaremos pidiendo mucho al hombre de nuestros días?

Aunque las ilusiones crecen en mayor proporción que algunos resultados obtenidos, de manera que pareciera que las expectativas comandan las esperanzas en muchos pacientes, y que casi siempre son mayores que los resultados.

Complica esta ecuación el hecho que en cualquier parte del mundo los recursos para la salud son limitados y las necesidades infinitas.

¿Cómo es posible que legislaturas en Argentina se reúnan para considerar que el tema de las tortitas negras-pequeña masa con azúcar quemada arriba- es de interés legislativo y provincial y otros lo hagan para ver si se pueden eliminar los descensos en el futbol ¿y un jefe de un servicio médico no pueda invitar a un magistrado a desayunar en el hospital para que cada uno sepa cuál es el mundo real que los rodea?

Tampoco se degrada el despacho de un magistrado, si invita al director del hospital e intercambian ideas del por qué tantos reclamos de los pacientes...

Salten las vallas convencionales, comuníquense, cambien ideas, expliquen lo que los médicos no conocen, muestren los médicos lo que los jueces desconocen.

No es necesario que intervengan organizaciones burocráticas de ambos lados para congeniar estas ideas, háganlo informalmente y mientras se leen estas propuestas vuelvan al capítulo de la Medicina Defensiva y lean una y mil veces este tema y analicen nuevas formas de cálculo.

Pricewaterhouse Coopers Health Researche informó que en EE.UU 2.2 trillones de dólares que se emplean al año en gasto sanitario, 1.2 se podrían considerar gastos superfluos, evitables, lo que se denomina wastefull spending.

Gasto que se pudo haber evitado sin que disminuya la calidad de atención médica.

En EE.UU los médicos que practican medicina defensiva en las especialidades clásicas oscilan alrededor del 90%.

En Italia en 94,5 de los gastroenterólogos practican de alguna manera medicina defensiva, los cirujanos y anestesiólogos son el 83 % que se suman a esta práctica. Los italianos superan ampliamente los 1000 millones de euros dilapidados anualmente en medicina defensiva solamente.

En España el 69% practican medicina defensiva, son cifras del 2002

En Israel el 60% practica medicina defensiva.

En Inglaterra (59%) son pruebas ordenadas innecesarias y las derivaciones también sin fundamento a especialistas (55%).

El hecho de que el problema de la medicina defensiva tenga una extensión global, no significa para nada que no podamos disminuir nuestra cifra y que Uds. verán a qué porcentaje del PBI corresponde. Otros países podrán soportar esos costos, nosotros en Argentina no, aunque la estamos disminuyendo en forma notoria.

Nada sirve si va en desmedro de los pacientes, por el contrario la disminución de los gastos los va a favorecer.

Todos sabemos que la función específica de jueces y médicos no es la que proponemos, pero contemplar nuestros enormes gastos sin que signifique una mejor atención médica y ni que sea una  preocupación es pecaminoso.

**Las utopías de hoy son las verdades de mañana.**

Con respecto a la atención médica como simples observadores nos animamos a escribir que la cobertura de las obras sociales de alto costo, que es por ej. de 80% de una jubilación mínima mensualmente por persona, como ya explicamos, lentamente pero sin tregua se están pareciendo cada vez más a la medicina pública.

En coberturas menores, el problema se agrava.

Y hay sistemas donde el aporte es compulsivo y deficiente.

Es clásico ver en los pasillos la réplica de la diáspora del pueblo judío o la peregrinación a la Virgen de Lujan, cuando vemos a un paciente luchando contra la burocracia con una orden médica para su  autorización recorriendo sin éxito cuanta ventanilla encuentre  a su paso.

También en las obras sociales de alto costo, ser atendido por un especialista significa una espera entre 45 y 60 días en el mejor de los casos.

Una pobreza y desocupación nunca vista en Argentina, hace que el hospital público que es gratuito (aunque eso de gratuito es una falacia, ya que se paga con los impuestos) tenga una cantidad de pacientes que  supera su capacidad a los fines de una correcta atención, lo que hace también a una pérdida de calidad, fundamentalmente en lo que a lo organizacional.

En síntesis, la calidad médica en nuestro país se ve opacada en lo privado por el aumento de los costos y la saturación de pacientes en el hospital público sin olvidar que hay médicos enredados en las redes económicas de los que gerencian la salud, donde la comercialización es el fin último, y como dice Agrest se da más importancia al oro que al bronce.

La atención de los jubilados salvo honrosas excepciones no es realmente buena, pese a no ser gratuita.

Todo este panorama crea un ambiente de descontento. Mientras escribimos estas líneas la TV (2023) nos informa que un conjunto de familiares de un paciente acaban de destruir violentamente una parte importante de las instalaciones de la guardia del hospital Mercante de José C Paz, Provincia de Buenos Aires.

La violencia contra los profesionales de la salud y sus instituciones debe ser tomada con más rigor ya que va en franco aumento y corresponde la pregunta. ¿Qué está pasando?

Los altos costos, hacen que en el mundo se pierda calidad de atención médica pero en Argentina esa tendencia se magnifica a lo que se suma como factor muy negativo cuando la política se mezcla en estos temas y no se busca la calidad profesional para dirigir la medicina pública sino más bien la fidelidad partidaria.

Aunque estaría excelente que los funcionarios que inauguren escuelas y hospitales con elocuentes discursos, manden a sus hijos a esas escuelas y ellos se atiendan en esos hospitales

No está en nuestro espíritu generalizar ya que no todo es igual.

La mala praxis existe, algunos médicos lucran con un certificado de favor para justificar por ej. La ausencia laboral, hay estudios jurídicos que mandan a repartir tarjetas en la puerta de los hospitales, hay pacientes en que su único objetivo es conseguir dinero a cualquier precio y también jueces que no se puede explicar cómo han llegado a semejante cargo.

En todo sistema hay excepciones, aunque la mayoría de médicos y jueces son sin duda honorables, razón por la cual no es difícil que ambos se entiendan en esta problemática que podemos titular la CAZA DEL MÉDICO y sus consecuencias.

Aunque con una idea global y salvando las excepciones que reiteramos existen, el paciente debería ser tal vez objeto de mayor cuidado.

El acercamiento es complejo, ya que para nuestra sociedad los jueces parecieran estar en un escalón más alto que los médicos y descender siempre es más complicado.

Tal vez los médicos deberían tomar iniciativa, cosa que hasta ahora no se vislumbra, ya que vemos infinidad de congresos médicos sin jueces invitados. Sabemos de excepciones.

No deben ser socios ni cómplices, simplemente conocer en profundad ambas responsabilidades con la sociedad cada vez más demandante.

Dan sustento a esta pretensión algunos renglones de un par de sentencias que transcribiremos  y que no compartimos.

*La correspondiente atención de un parto no puede colocarse en el cuadro de las intervenciones de dudoso resultado, pues sería crear riesgos **donde no lo suele haber**……..*

*CNCiv..Sala C ,28-10-86.JA 1987-IV-364*

*En la situación de las maternidades, es evidente que en principio se está ante una obligación de resultado, puesto que un parto normal, no puede generar riesgos que no sean susceptibles de previsión……*

*Cám.Civ.y Com. Morón.Sala II 22-6-88, Juris 87-95*

Aunque estas propuestas, si conceptualmente no son aceptadas como la proponemos, puede ser entonces que el problema sean los escalones que separa a una corporación de otra.

Mosset Iturraspe en Responsabilidad Civil del Médico, nos dice:

*No resistimos la comparación entre el médico y el juez. Los dos oficios pueden desempeñarse de un modo pedestre o de un modo casi sagrado.*

*De un lado, el médico o el juez que hacen su quehacer para ganarse el sustento diario, solo ven en su oficio el modo de vivir y lo cumplen obedeciendo a automatismos psíquicos, a hábitos mentales….por otro lado, idénticos personajes, juez y médico, conscientes de la dignidad y grandeza de su obrar,* sabedores de que la justicia y la salud son bienes del más alto valor y que ellos *son los encargados de administrarlos.*

*Alude a la cuestión Calamandrei, en Elogio de los Jueces y compara el temblor, la emoción del viejo sacerdote al momento de consagrar, con la que turba al juez a la hora de dictar la sentencia y agregamos nosotros al médico, en ocasión de hacer algo por la salud de su prójimo.*

Generalmente y respondiendo a la pregunta la génesis  de los reclamos judiciales tienen un origen multicausal.

 Continuando con las respuestas, la atención médica y muchas obras sociales deben tener mejoras muy importantes ya que se está tirando demasiado de la soga, que siguiendo el orden lógico se puede romper….

José Núñez Tomás Fiscal del Tribunal Superior de Catalunya: *nunca pensé que la profesión médica fuese tan compleja y que tuviera tanta repercusión*

Los médicos tienen claro su juzgamiento a través de la historia: la crucifixión fue la pena que impuso Carlo Magno a un médico acusado de abandono culpable y el Fuero Juzgo tenía como condena entregar al médico a los familiares de la víctima, aunque la judicialización actual da la sensación de utilización de los tribunales como medida de fuerza en busca del resultado deseado, aunque es un gran progreso que la sociedad tome conciencia de sus derechos.

No es el sentido de esta nota poner a todos los médicos como víctimas inocentes, ya que hay profesionales que merecen ser enjuiciados por diversas razones, por lo menos éticamente, pero que son evidentemente minoría, y que los hay nadie dude.

El tercer factor en discordia son los abogados, de los que se leen cuestiones que Jornet explica muy bien.

En el momento en que los honorarios  de los letrados sean razonables y no desorbitados, tal vez los abogados dejen de incitar a la gente a rellenar demandas poco fundamentadas.

The Rand Corporation, Institute for Civil  Justice: The resolution of medical mal practice claims.: Modeling the bargaining process.Rep  R-27924C/P.M Danzon. Santa Monica,CA, The rand Corporation.1982

 Meyerowitz BR .Medical Malpractice and the tort system, JAMA  1990. 263:2180, valorando la situación de EE. UU, Gran Bretaña y Sudáfrica, llegó a la conclusión que *si se limitara los honorarios de los letrados a un nivel prudente, habría menos interés por parte de los juristas en animar al posible demandante a iniciar una querella, ya que la misma dejaría de ser un gran negocio.*

Sin embargo Dazon tanto como Sloan defiende que el número de abogados *por habitante no tiene efectos significativos en la frecuencia de las reclamaciones* ni en su severidad, Danzón es de la opinión de que ante el aumento de nuevos letrados en un 10%, los juicios por mala praxis, aumentan en un 1,2 % manifestando textualmente: *La evidencia refuta la hipótesis de que la densidad de abogados contribuya directamente a los altos costes de las reclamaciones.*

Siguiendo a Jornet, Sloan  defiende que la limitación de los honorarios puede afectar el tipo de casos escogidos por los juristas, pero no severidad y frecuencia de los mismos.

De todos modos, tener un buen abogado es esencial para ganar un juicio, tal es así que algunos dicen con razón: **yo no gane el juicio, sino que lo perdió la otra parte.**

Como síntesis podemos decir que el panorama en Argentina es sombrío, ya que el colectivo médico está formado por una minoría con excelentes ingresos y una mayoría mal remunerada junto a un humor social desfavorable para todos.

No es ocioso recordar pese al paso de los años, argumentos con que los jueces sustentaron todavía algunas sentencias.

Son vetustos, pero  sus conceptos tienen vigencia actual, tanto para los abogados como para los jueces y que se compadecen con capítulos anteriores.

Vetustos fallos que siempre deberían están presentes.

Culpa

*Cuando está en juego la vida e integridad física de un hombre, frente a la cual la menor imprudencia, el descuido o negligencias más leves, adquieren una dimensión especial ya que les confiere una* **singular** *gravedad. No hay aquí cabida para culpas pequeñas.*

*El recto ejercicio de la medicina es incompatible con actitudes superficiales.*

*CNCiv. Com.Fed, Sala I, 8/10/1982. G.J.V c/Gobierno Nacional y otros. Rep.LL.1983-655, sum.169.Buenos Aires*

## La Responsabilidad médica

*A los efectos de determinar la responsabilidad médica no basta con la imputación genérica de errores, negligencia o impericia por parte de los profesionales encargados de la atención del paciente, sino que se requiere la descripción* **clara** *de cuáles fueron aquellas conductas generadoras del daño  a ellos atribuido, lo cual será oportunamente objeto de prueba.*

*CNCiv,Sala F,2/9/1983, V.A.M.c/L, J.C y otros.Rep.LL, 1984-673 sum.264.*

*La falta de éxito en la prestación del servicio médico no necesariamente conduce a la obligación de resarcir al damnificado, pues el médico cumple, empleando la razonable diligencia que es dable requerir a quien se le confía la vida de un hombre o su curación. Ésa es la obligación asumida , ya que el médico o cirujano no pueden asegurar un tratamiento o una operación exitosa , sino únicamente utilizar las técnicas adecuadas para ello, a salvo supuestos excepcionales en que se ha aceptado la responsabilidad frente a un mal resultado. Ello así, pues el éxito final de un tratamiento o una operación* **no dependen enteramente** *del profesional, sino que a veces se ve* *influenciado por factores ajenos a él, como ser el riesgo quirúrgico, el adelanto de la ciencia, u otras circunstancias imposibles de controlar.*

*CNCiv, Sala E, 24/9/1983, R de S, Mc/ R y otro, ED 119-612, LL, 1986-E 310, JA, 1987-I-259.*

# Bibliografía

Bueres Alberto.J Responsabilidad Civil de los Médicos, Segunda edición .Ed Hammurabi .Buenos Aires

Barreiro A-La imprudencia punible en la actividad médico-quirúrgica. Ed Tecnos. Madrid.

Cuadernos de Bioética –N 1-Ed AD-HOC-Buenos Aires.

Bello Janeiro Domingo. Responsabilidad civil del médico y Patrimorial de la Administración Sanitaria. Ed ASISA. Madrid 2009.

American Medical Association. Campion F. Grand Rounds on Medical Malpractice Ed AMA

De Luca M, Galione A, Maccioni S-Responsabilitá Medica.Ed-Gruppo 24 Ore-Tercera edición-Milan-

Dodge A-Fitzer S. When Good Doctors Get Sued, Segunda edisión. Ed Dodge-Associates.USA

Ferrario A, Mariotti P, Serpetti A-La Responsabilidad Médica

Questioni Processuali.Ed Giuffre-Milan 2010. Milán

Ferreyra Vázquez R-Daños y Perjuicios en el Ejercicio de la Medicina. Ed Hammurabi.1992

García Blázquez M–Castillo Calvin J. Ed Comares.Tercera edición Granada. España.

Garay.O.Código de Derecho Médico. Ed AD-HOC 1ra Ed.Buenos Aires.

Garro de la Colina G. Prevención de la Responsabilidad de las Instituciones Privadas. Ed. ART. La Rioja. Argentina

Iturraspe Mosset J-Piedecasas M-Derecho del Paciente-Ed Rubinzal-Culzoni 1ra edición .Buenos Aires

Jornet J –Malapraxis I ED Ancora .Barcelona.1991

.Klotz P. Lerreur Medicale. Ed. Maloine Paris 1994

Martínez J M-Pereda Rodríguez –La Responsabilidad Penal del Médico y del Sanitario. Ed Colex 2ª edición –Madrid

Mobilio José. Práctica de Buena Praxis. Ed Nuevo Pensamiento Judicial. San Isidro. Argentina.

Peunneu J. La Responsabilité Médicale.Ed Sirey-Paris

Pérez de Leal Rosana. Responsabilidad Civil del Médico. Ed Universidad. Buenos Aires.

Represas Trigo F. Reparación de Daños por Mala Praxis Médica. Ed Hammurabi-Buenos Aires

Sanchez-Caro Abellan F.Derechos del Médico en la Relación Clínica-Ed Comares. Madrid.

Saxton.J-Leaman T.Managed Care Success, Ed Aspen.USA

Seecchi E-La Responsabilitá Medica.Ed Giuffre-Milan 2010

Torroni F Aspetti Giuridici Della Professione Infermieristica.Ed Ambrosiana. Milano

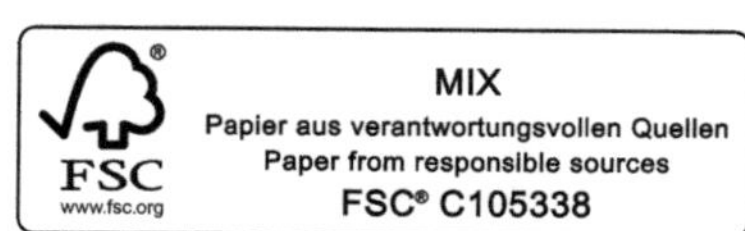

Printed by Books on Demand GmbH, Norderstedt / Germany